Heute ist Fett schädlich, morgen hilft es bei der Verdauung, heute schadet uns Zucker, morgen ist das Salz der Übeltäter oder der Konsum von Fleisch, und übermorgen stimmt das Gegenteil. Heute ist vegan angesagt, morgen die Paleo-Diät, und eine Unverträglichkeit folgt auf die andere. Hunderte Experten nehmen den Kampf gegen unsere vermeintlich lebensgefährliche Ernährung auf, immer mehr sich widersprechende Regeln verunsichern uns alle. Uwe Knop sagt: Ernährungsregeln sind Unsinn, den Feind auf meinem Teller, den gibt es nicht! Er zeigt, wie wir immer häufiger unseriösen Ernährungstrends auf den Leim gehen, und bringt uns dazu, unser Essen wieder uneingeschränkt zu genießen.

Uwe Knop (geb. 1972) ist Diplom-Ernährungswissenschaftler. Er arbeitet seit vielen Jahren im Kommunikationsbereich der Ernährungs-, Gesundheits- und Medizinbranche und ist der prominenteste Kritiker der Manie um gesunde Ernährung. Er weiß, wie unsinnige Meinungen insbesondere zu gesunder Lebens- und Ernährungsweise in die Köpfe der Menschen gelangen.

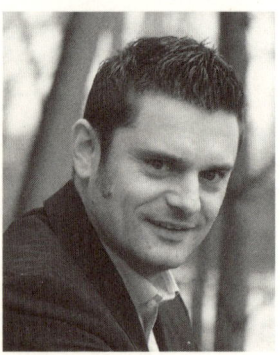

UWE KNOP

ERNÄHRUNGS-WAHN

Warum wir keine Angst
vorm Essen haben müssen

Rowohlt Taschenbuch Verlag

Originalausgabe
Veröffentlicht im Rowohlt Taschenbuch Verlag,
Reinbek bei Hamburg, Mai 2016
Copyright © 2016 by Rowohlt Verlag GmbH,
Reinbek bei Hamburg
Lektorat Bernd Gottwald
Umschlaggestaltung ZERO Werbeagentur, München
Umschlagabbildung plainpicture/Lubitz + Dorner
Satz aus der Hollander PostScript, InDesign
Gesamtherstellung CPI books GmbH, Leck, Germany
ISBN 978 3 499 63149 8

Inhalt

Ernährungswahn im Schlaraffenland?! 11

Gesunde Ernährung, Sie wissen schon ... 18
    Warum dieses Buch? 19
    Keine Sexregeln, keine Ernährungsregeln 23

Forschung ohne Beweise 25
    Schwarze Strümpfe und Diabetes 25
    Glaube(n) statt Wissen 28
    Ernährungsmärchen – ohne mich! 35

**Kampagnen, Fördergelder,
Volksgesundheit 40**
    5-mal am Tag – aber was? 40
    Staatliche Regulierungswut auf
    unserem Teller 46

Essen als Ersatz 52
    Kulinarische Glaubenskrieger 53
    Trendfalle vegane Ernährung 55
    Essen, Ethik und Ideologie 56
    Krankhaft gesunde Ernährung 59

Die Propaganda der Fleischverzichter 62
Ich mach mir die Welt, wie sie mir gefällt 62
Veganer-Mythen 68

Die bösen Buben 78
Freispruch für Fleischeslust 78
Prügelknaben Salz und Zucker 84
Im Land der unbegrenzten Unverträglichkeiten 90

**Absolut relativ –
Warum 18 in Wahrheit 0,1 ist 93**
Olivenöl stoppt Diabetes 93
Die Wurst-Krebs-Panikmache 94

Frauenfalle Diäten 101
Versagen als Geschäftsmodell 104
Eine Wissenschaftslüge geht um die Welt 110

Dicke leben länger 114
Unsinn BMI 114
Das dicke Dutzend 120
Süßstoffe: Mehr Schaden als Nutzen 123
Gesunde Ernährung – nutzlos 125

Ihr Körper weiß Bescheid 128
Der echte Hunger 130
Das Hunger-Märchen 132
Befrei den Hunger in dir! 137
Der Schlüssel zum Wunschgewicht? 139

**Unsinnige Regeln und ein Leitfaden
für intuitives Essen 144**
    Die zehn Regeln der DGE – ideologiefrei
interpretiert 144
    Die elf Essenzen der echten Esser 149

Besondere Zielgruppen 152
    Special 1: Kinderernährung zwischen Wahn, Wunsch
und Wirklichkeit 152
    Special 2: Sporternährung 175
    Special 3: Ernährung in den Wechseljahren 181

Weiche, Angst, von meinem Teller! 184

Quellenhinweis 187

> **«Ganz grundsätzlich und für gesunde Menschen stimmt seine These vermutlich.»**
>
> Antje Gahl, Sprecherin der Deutschen
> Gesellschaft für Ernährung (DGE)
> zu Uwe Knops Buch «HUNGER & LUST»
> (Reutlinger General-Anzeiger)

> **«Die Ernährungswissenschaften sind in einer bemitleidenswerten Lage.»**
>
> Professor Gerd Antes, Direktor des Deutschen
> COCHRANE-Zentrums, das die Qualität
> von wissenschaftlichen Studien bewertet
> (Süddeutsche Zeitung)

Ernährungswahn
im Schlaraffenland?!

Stellen Sie sich vor, Sie leben in einem Land, in dem es die leckersten Lebensmittel, die köstlichsten Gerichte und einfach alles Erdenkliche zu essen und zu trinken gibt – und dieses reichhaltige Angebot an Speis & Trank böte nicht nur unglaubliche Vielfalt und nahezu permanente Verfügbarkeit, sondern auch bestmögliche Qualität und Sicherheit. Diese Lebensmittel wären für Bürger aller sozialen Schichten erschwinglich. Unter diesen «schlaraffesken» Zuständen müsste niemand mehr Hunger leiden und es träten keine Nährstoffmängel auf, weil sich jeder nach seiner Fasson stets abwechslungsreich und genussvoll satt essen könnte. Kurzum: Die kulinarische Versorgung der Bürger wäre vollumfänglich gesichert – und zwar auf höchstem Niveau. Wunderbar. Und wenn sie nicht gestorben sind ...

... dann meckern sie noch heute. Sicher ist unschwer zu erkennen, dass dieses «Märchenland» Deutschland, Österreich, die Schweiz und viele andere Industriestaaten repräsentiert. Ja, bei uns ist es wirklich so. So gut wie heute ging es uns noch nie. Und trotzdem – oder gerade deshalb – ist der Ernährungswahn, die paranoide Angst vor ungesundem Essen sowie die pseudoreligiöse Lobpreisung «der einen» Gesundheitskost ausgeprägter und omnipräsenter als je zuvor. «Wieso denn bitte das?», fragt sich so mancher Normalesser, «wie ist es dazu gekommen, wo liegen die Gründe, welche Probleme haben die Menschen denn mit dem Essen in einer bestens versorgten Gesellschaft, und warum?» Und einige Zeitgenossen der älteren Generation, die noch massiven Mangel in der kargen Nachkriegszeit am eigenen Leib erlebt haben, denken sich vielleicht: «Ja, sind die denn noch zu retten? Seid doch froh, dass wir alles haben und keinen Hunger mehr leiden müssen! Hättet ihr mal die entbehrungsreiche Zeit erlebt, dann würdet ihr heute nicht so am Essen rummäkeln.» Nun, dann drehen wir die Zeit doch einfach mal ein paar Jahre zurück ...

1900–1950:
Unterernährung, Tod und Mangel

Schlaraffenland Deutschland? Vor 100 Jahren – zwischen 1914 und 1918 – starben noch über 700 000 Menschen an Hunger und Unterernährung, heute kaum noch vorstellbar. Die Versorgungslage wurde danach zwar langsam besser, doch Mangel war bei vielen Menschen an der Tagesordnung – und das wurde mit Beginn und Ende des Zweiten Weltkriegs nicht besser. Stattdessen wuchsen die Versorgungslücken mit dem Hunger um die Wette – beides wurde immer größer. Diese entbehrungsreiche Nachkriegszeit ist vielen unserer Groß- und Urgroßeltern noch in leibhaftiger Erinnerung: «Heute gibt's Kartoffeln. Und dazu: Gabeln ...» Improvisieren und Resteverwerten war angesagt. Aus Nichts viel machen. Doch trotz dieser extremen Mangellage in der ersten Hälfte des vorigen Jahrhunderts war das wenige Essen ausreichend genug, um die Menschen «durchzubringen». Daran sieht man bereits eines: Unsere Spezies ist extrem anpassungsfähig, wenn es um die bestmögliche Verwertung von Lebensmitteln geht; auch und besonders in Zeiten des massiven Mangels.

Die fetten 50er, 60er und 70er Jahre

In der ersten Hälfte des 20. Jahrhunderts war das «Versorgungsziel» in den damals dominierenden Kriegs- und Notzeiten klar und essenziell: die Ernährung der Bevölkerung so gut es eben ging irgendwie sicherzustellen. So weit, so gut – und es wurde besser. Denn in Zeiten des Wirtschaftswunders schwappte eine regelrechte «Fresswelle» übers Land – das waren die berühmten «fetten Jahre» des nicht minder berühmten und den Jahren entsprechenden «Ministers des Wirtschaftswunders» Ludwig Erhard. Die Läden, Teller und Bäuche waren (wieder) voll. Wohlgenährte Körper galten als deutlich sichtbares Zeichen des Wohlstands. Alle waren satt und zufrieden.

Ab 1980: Ernährung 2.0

Mit der Dauerverfügbarkeit und Sicherstellung einer überaus reichhaltigen (und über-ausreichenden) Ernährung wurden die Teller ab den 80er Jahren auch Schauplatz und Spiegelbild politischer und ideologischer Einstellungen und Grabenkämpfe. Ernährung war nicht mehr allein «einfach lecker satt essen», sondern ökologische Aspekte wie Tier- und Umweltschutz spielten eine immer größere Rolle. Hinzu kamen Lebensmittelskandale und genmanipulierte Nahrungsmittel, die Teile der Gesellschaft aufschreckten und zu kulinarischem Widerstand animierten. BSE-Krise,

Hühnergrippe, pestizidverseuchtes Obst und Gemüse und allerlei weitere Skandale und Skandälchen zahlten zusätzlich auf das «Negativ-Image-Konto» des Essens ein. Massentierhaltung und Zusatzstoffe auf der einen und der Bio-Trend auf der anderen Seite führten zu weiterer Aufladung des Essens mit zivilisatorischen Themenspektren abseits des Sattwerdens – «einfach essen» war gestern. Der «gebildete Bürger» wollte nicht einfach nur mehr satt werden, er wollte politisch korrekt essen. Kritisch zu konsumieren war o.k., aber wer wollte, der konnte sich schon Ende des letzten Jahrtausends den Kopf über seinem Teller zerbrechen. Themen zur Instrumentalisierung des Essens gab es genug: ökologische, ethische, sozialkritische genauso wie ästhetische, historische und ernährungsphilosophische. Doch das war erst der Anfang ...

Drittes Jahrtausend:
Ich esse, also bin ich

Nach 2000 gesellte sich neben der politischen und ökologisch korrekten Komponente dann der entscheidende Faktor zum Essen, der der Entwicklung des Ernährungswahns den finalen Schub verlieh: Ernährung dient nun auch der Persönlichkeitsfindung und Profilierung und wird zum wichtigen Bestandteil des individuellen Lebensstils. Ich zeige, was ich esse, und damit zeige ich, was ich bin und wo ich hingehöre. Vegan, vegetarisch, Low-Carb, Detox, Clean-Eating, Paleo, Bio, regional, «frei von» – für jede Richtung der richtige Trend. Und diese jeweils «richtige» Ernährung hilft bei der Identitätsfindung, sie gibt Sicherheit und Halt, denn sie rammt Eckpfeiler in den Dschungel der Existenz, die den Weg weisen. Damit dient diese hochgradig emotional aufgeladene Ernährung vielen Menschen als Leitschnur des Lebens, als Orientierung in einer Existenz, die immer komplexer und komplizierter wird. Noch nie hatten wir so viel Luxus auf dem Teller, so viel Auswahl in den Regalen, so viel «Qual der Wahl». Dabei wird das exklusive Essgebaren gerne zur einzig wahren «Ersatzreligion» erhoben, die Schlankheit, Fitness und Gesundheit verspricht. Was muss ich essen, um gesund uralt zu werden? Was muss ich meiden wie der Teufel das Weihwasser? Oftmals gilt dabei das paradoxe Credo: Je mehr ich weglasse, desto mehr gibt mir die Ernährung. Vegetarisch, ohne Fleisch – vegan, ohne alle tierischen Produkte – paleo, ohne Milch, ohne Brot – Low-Carb, je weniger «böse» Kohlenhydrate, desto besser – CleanEating, keine Fertigprodukte, kein «giftiger» Zucker – usw. In einer im wahrsten Sinne abgesättigten Gesellschaft wird der künstlich generierte Verzicht zum Hype, zum hochstilisierten Lebensideal. Ich verzichte, also kontrolliere ich, ich habe die Macht, ich entscheide, was ich weglasse, weil ich es kann. Ob das Weglassen Sinn hat oder nicht – egal, Verzicht zu leben bedeutet Stärke zu zeigen. Und zu zeigen, wer man ist, ist bei der «Generation Online» fast noch wichtiger als «eating special».

In Zeiten des Internets und der sozialen Medien lässt sich eine bestimmte «Ernährungsreligion» natürlich leicht demonstrieren und missionieren: Millionen von Blogs und Posts, Statements und Fotos «heilsbringender» Detox-Smoothies und veganer Foodporns machen der Öffentlichkeit klar, wer hier wo steht – und warum: ganz einfach, weil eben nur diese eine Ernährungsform die beste ist – selbst wenn man sie immer wieder wechselt. Das Internet wurde zum interaktiven Schlachtfeld der pseudoreligiösen Glaubenskriege um unser Essen. Als kriegsentscheidender Faktor fungiert hierbei die «eierlegende Wollmilchsau» namens Ernährungsforschung: denn zu jeder Ernährungsrichtung gibt es zahlreiche Studien, die von Ideologen und Lobbyisten ihrer Ernährungsreligion entsprechend zurechtgebogen werden, um die «Gesundheitskraft und soziale Erhabenheit» dieser einen richtigen Essweise öffentlich in die Köpfe der Menschen zu pflanzen. Wurst ist böse, vegetarisch gesund, vegan rettet die Welt, Zucker macht süchtig, Weißbrot dumm. Die Liste ist beliebig erweiterbar.

Dieses mediale und vor allem sozialmediale Dauerfeuer an Lobpreisungen der eigenen Ernährungsdenkweise einerseits und Schmähungen/Bashing des «Essens der anderen» andererseits verunsichern viele (ernährungs)sensible Menschen. Sie wissen irgendwann einfach nicht mehr: Was ist gutes und gesundes Essen, wie esse ich richtig? Wie muss ich «politisch korrekt» essen, damit ich nicht krank werde *und* die Gesellschaft mich akzeptiert? All das macht manche Menschen wahnsinnig, ernährungswahnsinnig. Dementsprechend hysterisch wird gegessen – bis hin zu massiven Essstörungen, nur noch «Gesundes» essen zu müssen (Orthorexie). Und das wiederum geht den «Normalessern» gehörig auf die Nerven. Fertig ist der omnipräsent-kollektive Ernährungswahn, der irgendwie alle tangiert, Nervende und Genervte; denn jeder kennt inzwischen irgendjemanden, der dies und jenes nicht isst, sondern nur seine «spezielle Kost» und dies und jenes nicht verträgt oder das zumindest glaubt.

Die Medien sind voll von Berichten, in denen sich Redakteure beklagen, dass man heutzutage keine Einladung zu einem «normalen Essen» mehr aussprechen kann, weil bei zehn Gästen für fünf Sonderwünsche berücksichtigt werden müssen: Einer isst kein Fleisch, einer gar keine tierischen Lebensmittel, eine macht gerade Detox-Clean-Eating, eine hat Laktose- und/oder Gluten- oder Sonstwasunverträglichkeit und ein anderer schwört auf Low-Carb-Diät oder isst «nur paleo». Welch Freude bei den Gastgebern – der Ernährungswahn macht wahnsinnig! Manche haben bereits aufgehört, Freunde einzuladen, und hätten die 7 Zwerge schon derart abgedreht gegessen, dann hätte sich Schneewittchen keine Sorgen machen müssen, denn garantiert niemand hätte von ihrem Tellerchen gegessen. Heutzutage spiegeln derartige «Einladungs-Horrorszenarien» die Hysterie und den gesellschaftlichen Hype ums Essen wider. Das «täglich Brot» ist für viele zum Schmelztiegel an Wünschen, Ängsten, Komplexen und Hoffnungen mutiert, von dem man Gesundheit, Glück, Fitness, Schlankheit und ein langes Leben fordert.

Doch bei all dem Wahn rund um gesunde Ernährung – aus welcher Richtung auch immer – muss eines klar sein: Niemand kann wissenschaftlich gesichert behaupten: «Der hat die Gesundheit mit Löffeln gefressen.» Denn niemand weiß, was gesunde Ernährung sein soll. Wenn Sie jetzt innerlich intervenieren, «mal langsam – ich weiß doch, welches Essen gesund ist», dann ist das nicht zwangsläufig ein «Vorbote drohenden Ernährungswahns», sondern Sie sind erst mal einfach nur gut vorbereitet für das kommende Kapitel ...

Gesunde Ernährung, Sie wissen schon …

Sie wissen doch sicher, was gesunde Ernährung ist, oder? Wahrscheinlich denken Sie jetzt: «Nichts leichter als das!» Zuallererst kommt einem die «wichtigste Mahlzeit des Tages» in den Sinn, das Frühstück: Eine Schüssel Vollkornmüsli mit Vollmilch und vielen Früchten sollte es sein, natürlich zuckerfrei. Bitte bloß kein Weißbrot oder Brötchen mit Nutella, denn da sind zu viele der zuckrigen (kurzkettigen) Kohlenhydrate drin. Noch schlimmer: morgens gar nichts essen. Mittags dann schön leicht speisen, mageres Geflügelfleisch mit einem Salat, das Dressing nicht zu fett. Und dazu über den Tag verteilt viel trinken, idealerweise 1,5 bis 2 Liter Wasser, natürlich ohne Kohlensäure und ohne Kalorien – bitte nur nicht mit energiereichen Softdrinks wie Cola oder Limo den Durst löschen, denn die enthalten viel Fruktose, und Fruchtzucker macht schnell dick. Als Zwischenmahlzeiten bieten sich ein Apfel, eine Orange, eine Banane oder ein Vollkornbrot an – der Hunger zwischendurch kann natürlich auch mit einer Mohrrübe, mit Radieschen oder einem Müsliriegel (zuckerfrei!) gestillt werden. Generell gilt: Achten Sie auf eine hohe Ballaststoffzufuhr, essen Sie wenig rotes Fleisch und Wurst, stattdessen viel Obst und Gemüse (5-mal am Tag). Bei Backwaren sind Vollkörnerbrote den Weißmehlsorten vorzuziehen. Süßigkeiten bitte mit Vorsicht genießen, genauso wie dick machendes Fastfood. Und: Milch trinken nicht vergessen sowie ausreichend Milchprodukte verzehren – wegen des Kalziums für die Knochen. Aber: wenig Salz verwenden (Blutdruck!) und auch bei Eiern sparsam sein (Cholesterin!).

Fällt Ihnen noch etwas ein? Hoffentlich nicht! Und wenn Sie all diese Ratschläge satthaben, dann sind Sie hier genau richtig. Kein gesunder Mensch braucht Ernährungswissenschaft und noch weniger die daraus resultierenden Ernährungsempfehlungen, denen die wissenschaftliche Grundlage fehlt. Denn: **Es gibt keine Beweise, dass «gesunde» Ernährung die Gesundheit erhält oder gar fördert.** Es gibt noch nicht einmal gesichertes Wissen, was «gesunde» Ernährung überhaupt sein soll. Aber wo kommen dann all die Ernährungsregeln her? Wer erfindet diese Ess-Erziehungsmaßnahmen? Um Antworten auf diese Fragen zu erhalten, müssen Sie das «Märchen von der gesunden Ernährung» kennen – und das werden Sie nach Lektüre dieses Buchs.

Warum dieses Buch?

Tatsächlich weiß kein Mensch, was gesunde Ernährung sein soll. Nichtsdestotrotz sind viele von uns auf der Suche nach einer «gesunden Alternative» zu ihrer persönlichen Essweise, denn ein Abgleich der omnipräsenten Berichterstattung zu gesunder Ernährung mit dem eigenen Konsum suggeriert zumeist: *«Sie essen ungesund – ändern Sie etwas, sonst werden Sie fett, krank und sterben früher!»* Wer nun diesem Warnruf folgt, der steht prompt einer Phalanx von Ernährungsempfehlungen, -regeln und -ideologien gegenüber, die allesamt

Gesundheit versprechen, jedoch jedes wissenschaftlichen Beweises entbehren.

«Ernährungswahn» ist ein Buch für mündige Essbürger mit eigener Meinung, die diese vielstimmige Ernährungspropaganda kritisch hinterfragen. Es ist für all die Menschen geschrieben, die gerne und gut essen, bei denen Genuss und guter Geschmack die Essenswahl bestimmen und nicht vermeintlich «gesunde» Regeln – denn davon gibt es viel zu viele, die sich obendrein gegenseitig widersprechen.

Die allgegenwärtige Ernährungspropaganda zu gesundem und ungesundem Essen, zu guten und schlechten Nahrungsmitteln, zu Idealgewicht und perfekten Körpermaßen hat heutzutage fast ersatzreligiöse Ausmaße angenommen. Auf der einen Seite agieren die Verfechter von Bio-Kost und die Ernährungsregel-Hörigen, auf der anderen Seite postulieren Vegetarier und Veganer den fleischfreien Verzehr, um mit ihrer Ernährungsideologie auch gleich noch die Welt zu verbessern. Dann gibt es noch diejenigen Hardliner, die über sehr spezielle Ernährungsformen vornehmlich ihre Persönlichkeit definieren, beispielsweise die Rohköstler oder Steinzeit-Esser (viel Fleisch, Fisch, Eier, Gemüse ...). Eher harmlos erscheinen dagegen die Low-Carb-Freaks, die glauben, mit wenig Kohlenhydraten sei der «goldene Weg zum Ernährungsglück» gefunden. Neben all diesen Ernährungsideologien scheint unsere natürliche Ernährungsform in der öffentlich-medialen Wahrnehmung jedoch kaum mehr präsent zu sein: der Mensch, der genussvoll isst, wenn er Hunger hat, und zwar das, worauf er Lust hat und was ihm gut schmeckt – frei von Ernährungsregeln und -propaganda. Doch es gibt immer noch genug dieser Bürger, die immun sind gegen den ernährungsapostolischen Eifer – und stattdessen beim Essen nur einem vertrauen: ihrem eigenen Körper!

Auch in deutschen Leitmedien regt sich zunehmend Widerstand gegen den «Terror auf dem Teller» – viele Redakteure haben es satt, dass Ignoranten, Ideologen, Asketen und die Ernährungsindustrie den Ton bei der schönsten Hauptsache der Welt angeben wollen. So lässt ein Journalist der *Wirtschaftswoche* in seinem Artikel «Gesunde Ernährung? Ich pfeife drauf!» ordentlich Dampf ab: «Wer sagt, dies oder jenes sei ungesund – ich höre nicht mehr zu. Was gestern galt, ist heute keinen Pfifferling wert. Ich habe es satt. Aber das will ich: Freuen aufs Essen. Jeden Tag, bei so vielen Mahlzeiten, wie es geht.» Und das Feuilleton der *Frankfurter Allgemeinen Zeitung* (FAZ) fordert: «Feiert Orgien mit Messer und Gabel! Werden wir doch endlich ein Volk von Genießern. Essen macht Spaß. Und sehr gutes Essen macht sehr viel Spaß. Wir müssen viel öfter auf den Verzicht verzichten und uns stattdessen der Wollust am Tisch hingeben und manchmal sogar der Völlerei. Dann werden wir verstehen, dass Essen kein Unglück, sondern unsere größte, alltäglichste, wunderbarste Quelle des Glücks ist.» Wenn sogar die konservative FAZ zur kulinarischen Wollust aufruft, scheint es ja nun wirklich höchste Zeit zu sein, die Ernährungspäpste und Perfektionsratgeber vom Hof zu jagen!

Denn die Dauerbeschäftigung mit vermeintlich gesunder Ernährung braucht niemand. Die kritische Analyse von über 1000 Studienergebnissen der letzten neun Jahre zeigt unmissverständlich: Es gibt keinen wissenschaftlichen Beleg, dass irgendeine Ernährungsform oder gar ein Lebensmittel krank, gesund, schlank oder dick macht. Genauso wenig lassen sich aus den schwachen Daten der Ernährungsforschung allgemeingültige Ernährungsregeln ableiten. Gesunde Ernährung für alle, die gibt es nicht. Kein klar denkender Wissenschaftler würde seine Hand dafür ins Feuer legen, dass irgendeine Ernährungsform einen Menschen länger gesund leben lässt. Denn niemand weiß, welche Ernährung die Gesundheit erhält oder fördert. Aber Sie als Leser dieses Buchs wissen nach der Lektüre, warum das so ist: Ernährungsforschung ist Stochern im Nebel, ein Rätselraten auf wissenschaftlich niedrigem Niveau.

Dieses Buch ist besonders für die Menschen interessant und lesenswert, die beim Essen einerseits zwar auf ihren Körper vertrauen, andererseits aber aufgrund der Diskrepanz zwischen eigenem Essverhalten und allgemeingültiger «gesunder» Ernährung immer wieder mit Gewissensbissen zu kämpfen haben: Kann ich wirklich nachts um zehn Uhr noch einen Teller Spaghetti essen, ohne dick zu werden? Bekomme ich Krebs, weil ich jeden Tag Fleisch esse? Vertrocknen meine Organe, weil ich es nicht schaffe, jeden Tag 2 Liter Wasser zu trinken? Bin ich süchtig nach Süßigkeiten? Vielleicht sollte ich doch besser das «gesunde» Vollkornbrot oder Müsli essen statt Weißbrötchen mit Nutella oder Cornflakes? Alle diese überflüssigen Fragen, die die Ernährungspropaganda in die Hirne vieler Menschen pflanzt, machen einem das Leben nur schwerer und verunsichern, sonst nichts.

Daher würde ich mich freuen, wenn sich alle Leser, die sich bei den obigen Fragen grundsätzlich wiedererkennen, durch dieses Buch bestärkt fühlen in einer neuen, kulinarischen Lebensphilosophie: **Ich esse, was ich will!** Ich werde wieder auf meinen Hunger, meine Lust und meinen guten Geschmack vertrauen! Ich werde nicht länger auf Furchteinflößer und Verzichtpropagandisten hören, die gebetsmühlenartig predigen, genussvolles Essen sei die Quelle von Krankheit und Unglück!

Machen Sie sich frei von den pseudowissenschaftlichen Ballaststoffen im Kopf und vertreiben Sie das gesamte «Angstmacherteam der gesunden Ernährung» aus Ihrem Gewissen. Netter Nebeneffekt: Dann bleibt mehr Hirnkapazität für den Genuss beim Essen! Denn Sinn und Ziel des Essens ist es, eine genussvolle Zeit zu erleben, die einem gute Gefühle bereitet und das essenziellste Bedürfnis zur Lebenserhaltung lustvoll befriedigt: den Hunger.

Keine Sexregeln, keine Ernährungsregeln

Stellen Sie sich vor, die (fiktive) «Deutsche Gesellschaft für Geschlechtsverkehr» würde uns gesunde Sexregeln vorschreiben: «5-mal pro Woche fünf Minuten Beischlaf in der Missionarsstellung, bevorzugt vormittags, in fester Partnerschaft und im Bett ausgeübt – das bringt die beste Gesundheit.» Basis dieser Empfehlung sei die Analyse der vorliegenden Literatur, natürlich wissenschaftlich fundiert. Vermutlich würden sich alle Menschen an den Kopf packen und denken: «Die spinnen doch!» Denn kein Mensch wird sich Sexregeln vorschreiben lassen! Die «schönste **Neben**sache der Welt» ist schließlich ein individueller Trieb, den jeder al gusto anders auslebt, weil die Bedürfnisse ebenso unterschiedlich sind wie die Menschen.

Ernährungsregeln sind jedoch weitläufig verbreitet – dabei sind Sex *und* Essen die beiden Urtriebe schlechthin, denn mit Fortpflanzung *und* Ernährung sichert die Natur die Erhaltung unserer Art. Beide Urtriebe sind absolut individuell und persönlich, jedoch mit einem gravierenden Unterschied: Essen ist noch existenzieller als Sex, denn ohne zu essen sterben wir. Deshalb wird auch die Befriedigung dieses biologischen Triebs Nummer 1 von unserem hirneigenen Belohnungssystem mit natürlichen Glücks- und Wohlgefühlen belohnt – und das mehrmals täglich. Ergo: Ernährung ist noch wichtiger als Sex und damit die «schönste **Haupt**sache der Welt». Wer sich also beim lustbringenden Sex nicht von «offiziellen Empfehlungen» reinreden lassen will, der sollte das beim lebenserhaltenden «Gaumensex» erst recht nicht zulassen.

 So wie kein Mensch Sexregeln braucht, weil es keinen «gesunden Geschlechtsverkehr» gibt, so braucht auch niemand Ernährungsregeln, weil es keine «gesunde Ernährung» gibt – und warum das so ist, erfahren Sie, wissenschaftlich bestätigt, in den folgenden Kapiteln.

Forschung ohne Beweise

Schwarze Strümpfe und Diabetes

Was haben der Weihnachtsmann und die Regeln zur gesunden Ernährung gemeinsam? Ganz einfach: Viele Menschen glauben daran, doch es gibt keine Beweise für beider Existenz. Für Ernährungsregeln gibt es keine Beweise, weil das Fundament der Ernährungsforschung so gut wie immer **Beobachtungsstudien** sind. Und diese Studien können keine Kausalitäten (Ursache-Wirkungs-Beziehungen) liefern, sondern nur Korrelationen (statistische Zusammenhänge). Solche Zusammenhänge aber erlauben wiederum nur Hypothesen, Vermutungen und Spekulationen. Ein einfaches Beispiel verdeutlicht dieses System der Ernährungsforschung: Wenn es heißt «Wurst erhöht das Diabetesrisiko», dann wurde nur ein statistischer Zusammenhang zwischen Wurstverzehr und Diabetesrisiko aus den Studiendaten isoliert herausgerechnet. Warum dieser Zusammenhang besteht, das weiß jedoch niemand. Genauso gut hätte man feststellen können: «Schwarze Strümpfe erhöhen das Diabetesrisiko», weil man aus den Daten errechnet hat, dass Menschen mit Diabetes oft schwarze Strümpfe tragen. Das ist absurd – und genauso absurd sind Ernährungsregeln und -pyramiden der Deutschen Gesellschaft für Ernährung

(DGE), mit denen sie bereits seit Jahrzehnten der deutschen Bevölkerung Empfehlungen für gesunde Ernährung erteilt und für Fachleute eine gern genutzte Referenz darstellt.

Aber warum ist das so? Weil für die DGE die Beobachtungsstudien eine «wichtige Grundlage für die Ableitung evidenzbasierter Empfehlungen für die Bevölkerung zur Prävention ernährungsmitbedingter Krankheiten» sind. Doch damit widerspricht die DGE fundamentalen Forschungsgesetzen, wonach sich aus Ernährungsbeobachtungsstudien (epidemiologische Untersuchungen) keine Beweise für Ursache und Wirkung ableiten lassen – sondern ausschließlich statistische Zusammenhänge, die immer nur Vermutungen zulassen. Oder wie die Vorsitzende des Deutschen Netzwerks Evidenzbasierte Medizin (DNEbM), Professorin Gabriele Meyer klarstellt: «Beobachtungsstudien sind nicht geeignet, präventive oder therapeutische Empfehlungen abzuleiten».

Die internationale Kritik an diesen Studien wird daher immer lauter, auch aus den eigenen, ökotrophologischen Reihen – doch die immer älter werdenden Ernährungsfunktionäre hierzulande werden gleichzeitig anscheinend immer tauber. Denn selbst systemkritische Rezensionen in Fachzeitschriften wie der *American Society for Nutrition* werden totgeschwiegen und bleiben unkommentiert. So offenbarte 2013 eine Übersichtsarbeit eine weit verbreitete Fehlentwicklung: Die begrenzte Aussagekraft von Beobachtungsstudien wird von vielen Ernährungsforschern und Politikern oft ignoriert. Aufgrund zahlreicher Schwächen dieser Untersuchungen mahnen die Autoren zu «größerer Vorsicht bei Ernährungsempfehlungen», da diese eben primär auf Beobachtungsstudien basieren, die nicht durch klinische

Studien bestätigt wurden. Diese Rezension bestätigte die Kritik einer Publikation, die kurz zuvor im renommierten britischen Ärzteblatt *British Medical Journal* (BMJ) erschien: Viele Ergebnisse der Ernährungsforschung seien «völlig unglaubwürdig» – und auch eine «weitere Million Beobachtungsstudien» lieferten keine endgültigen Lösungen. Insbesondere für den härtesten Studienendpunkt, die Gesamtsterblichkeit, sind die Effekte einzelner Nährstoffe «gleich null». Die Forschung in diesem Bereich «erscheint hoffnungslos». Diese internationalen Publikationen untermauern die kritischen Aussagen zahlreicher deutscher Wissenschaftler (siehe dazu das folgende Kapitel).

Auch die deutsche *Ärzte-Zeitung* mahnte Anfang 2014 zu größerer Vorsicht bei der Interpretation von Ernährungsbeobachtungsstudien. In einem Leitartikel werden «viele Studien mit wenig Nährwert» angeprangert: «Untersuchungen, wie man sich gesund essen kann, gibt es im Überfluss. Doch die meisten sind mit größter Vorsicht zu genießen. Mit Hilfe von Beobachtungsstudien kann nur festgestellt werden, ob zwei Konstellationen besonders häufig gemeinsam auftreten. Aus einem solchen Zusammentreffen lässt sich aber kein ursächlicher Zusammenhang ableiten.» Weiter heißt es: «Nur mit riesigen Langzeitstudien unter randomisierten kontrollierten Bedingungen wird es letztlich möglich sein, herauszufinden, mit welcher Ernährung sich die Mortalität [Sterblichkeit] senken lässt. Solche Studien sind extrem aufwendig und teuer.» Und nicht nur das: Derartige Ernährungsstudien sind praktisch nicht durchführbar, daher gibt es auch keine relevanten Studien höchster Güte, sogenannte RCTs (Randomised Clinical Trials). Denn allein das wichtigste Studienkriterium der «Randomisierung» ist nicht umsetzbar – aber genau dieses zufällige Verteilen/ Auslosen der Teilnehmer in die verschiedenen Studiengruppen ist essenziell, um eine Ausgewogenheit und Vergleichbarkeit der Gruppen zu gewährleisten, Störfaktoren auszuschließen und wissenschaftlich belastbare Erkenntnisse zu gewinnen. Jedoch lässt sich niemand gerne für 2, 5 oder gar 10 Jahre Studienlaufzeit vorschreiben, dass er beispielsweise kein Fleisch essen soll, weil er in die Vegetariergruppe gelost wurde – umgekehrt will man sich den Aufschrei der Empörung gar nicht vorstellen, wenn der Vegetarier in die Fleischgruppe gelost wird ...

FAZIT Es gibt keine Beweise für «gesunde» Ernährung, weil sich die Forschung ausschließlich auf Beobachtungsstudien stützen muss, die systembedingt keine Beweise liefern können und deshalb massiv in der Kritik stehen!

Glaube(n) statt Wissen

Um besser zu verstehen, worauf das Datenfundament aller Ernährungspropaganda basiert und wie das System der Meinungsmache funktioniert, folgt nun eine ganz einfache, beispielhafte Erklärung von Beobachtungsstudien – im bewährten Fortbildungsstil der «Sendung mit der Maus»:

Forscher Felix und seine Freunde verteilen einen Fragebogen an 10 000 Menschen. Darin fragen sie: «Was hast du in der letzten Woche alles gegessen und getrunken? Bitte schreibe es so genau auf, wie du kannst.» Die Studienteilnehmer müssen jetzt überlegen: «Was hab ich denn eigentlich alles so gegessen und getrunken?» Dann schreiben sie auf, woran sie sich noch erinnern können. Alles wissen sie nicht mehr, da denken sie sich dann einfach etwas aus und schreiben das auf, «was ich halt oft so esse». Manche flunkern dabei auch ein bisschen, denn sie denken «die Pommes und Currywurst war aber ungesund, die lass ich mal lieber weg» oder «ich schreibe besser noch einen Apfel und eine Banane dazu, weil Obst ja so gesund ist». So was machen die Leute, wenn sie ein schlechtes Gewissen haben – weil sie glauben: «Ich esse ja gar nicht so gesund, wie die Ernährungsexperten das eigentlich wollen. Aber das müssen die ja nicht so genau wissen.» Forscher Felix und seine Freunde sammeln die ausgefüllten Fragebögen dann wieder ein – und haben direkt ein Problem: Sie wissen nicht, ob das, was die Leute in die Fragebögen geschrieben oder angekreuzt haben, auch wirklich stimmt. Das weiß Felix zwar, aber «das ist egal», denken er und seine Forscherfreunde, «es geht halt bei uns in der Ernährungsforschung nicht anders» – und dann legt er die ausgefüllten Fragebögen in die Schublade. Zehn Jahre später fragt er dieselben 10 000 Studienteilnehmer wieder etwas, aber diesmal etwas anderes: «Welche Krankheiten habt ihr in den letzten 10 Jahren bekommen?» Leider können nicht alle antworten, denn 1500 der Kandidaten («Probanden» nennt man die übrigens) sind inzwischen gestorben. Nun holen Felix und seine Forscherfreunde die alten Fragebögen aus der Schublade, legen sie neben die neuen, und dann gucken sie: «Wer hat was gegessen und getrunken und wer hat welche Krankheit?» Dabei beobachten sie, dass die Leute, die die meiste Fleischwurst und Salami gegessen haben, am häufigsten unter der Zuckerkrankheit leiden. Sofort ruft Felix die Zeitung an und sagt dem Redakteur: «Wir haben gerade was erforscht: Wurst macht Diabetes!» Die Forscherfreunde wissen eigentlich, dass es mit Sicherheit andere Gründe hat, warum die Wurstesser häufiger «Zucker» haben – nur kennen sie die genauen Gründe nicht! Aber Felix sagt: «Das ist egal, wir haben das erforscht, und nun stehen wir damit in der Zeitung, das ist doch toll – dann bekommen wir vielleicht mehr Geld vom Staat, um noch mehr zu forschen!»

Killer-Bananen!

Einige Wochen später guckt Felix seine Fragebögen noch mal genauer an, ruft dann wieder den Redakteur an und sagt ihm: «Weißt du was: Bananen erhöhen das Sterberisiko!» Der Redakteur fragt: «Warum denn das?» Nichts leichter als das, antwortet Felix, es ist ganz einfach: «Viele unserer Studienteilnehmer sind ja bereits tot. Unsere Studie hat nun gezeigt, dass die Verstorbenen die meisten Bananen gegessen haben – wer also viele Bananen isst, der stirbt früher! Das müssen wir weiter erforschen!» Der Redakteur glaubt Felix die Sache nicht so recht, aber weil Felix und seine Forscherfreunde ja Wissenschaftler sind, schreibt er das dann trotzdem so in der Zeitung – weil er sich aber wirklich nicht sicher ist, schreibt er dazu: «Wissenschaftlich beweisen lässt sich dieser beobachtete Zusammenhang ‹Bananen erhöhen Sterberisiko› jedoch nicht, daher fordern Felix und seine Forscherfreunde weitere Studien, um das Todesrisiko von Bananen noch besser zu erforschen.» Und Felix freut sich schon wieder! Denn vielleicht gibt es bald frisches Geld vom Staat, weil der sich ja um seine Bürger sorgt. Und alles, was gefährlich ist, muss erforscht werden. Das Problem ist aber nun: Viele Leser der Zeitung haben jetzt Angst vor Bananen – und das völlig zu Unrecht. Hier endet die Sendung mit der Maus, denn außer einer Korrelation hat diese Studie nichts ergeben. Weder liegt ein wissenschaftlicher Beweis vor, dass Salami Diabetes verursacht, noch dass Bananen das «Mortalitätsrisiko» erhöhen. Die Ursachen dieser statistischen Zusammenhänge sind: unbekannt! Und das ist fast immer so. Denn ob jemand gesund bleibt oder erkrankt, früh stirbt oder alt wird, das hängt nicht entscheidend von Bananen oder anderen Ernährungsfaktoren ab – sondern von einem komplexen und dynamischen Lebensstilgeflecht aus Genen, Umwelt, Arbeit und sozialem Status, gesellschaftlicher Einbindung und Akzeptanz, sexueller und psychischer Zufriedenheit, Stresslevel und Entspannungsfähigkeit und vielen weiteren, individuellen Faktoren mehr.

Wie stets in der Ernährungsforschung lautet daher auch bei Forscher Felix und seinen Freunden das «**ökotrophologische Universalcredo**»: Nichts Genaues weiß man nicht! Einen der Hauptgründe für dieses nebulöse Wissen um den Gesundheits- oder Schadwert von Nahrung wiederholte Professor Hans-Georg Joost, wissenschaftlicher Direktor des Deutschen Instituts für Ernährungswissenschaft (DIfE), bei der Vorstellung des neuen «Aktionsplans Ernährungsforschung» im Juni 2013: Im Bereich der Ernährung gebe es zwar viele Korrelationen, sehr häufig fehle aber der Beweis für einen Ursache-Wirkungs-Zusammenhang (Kausalitätsnachweis). Aha!

Ernährungswissenschaften: so seriös wie die Lottozahlen

Professor Gerd Antes, Direktor des Deutschen Cochrane-Zentrums in Freiburg, das die Qualität wissenschaftlicher Untersuchungen bewertet, hat bereits mehrfach erklärt, dass Ernährungsforschung keine Beweise liefern kann. Für Antes sind «die Ernährungswissenschaften in einer bemitleidenswerten Lage», denn deren Beobachtungsstudien sind methodisch unzuverlässig. «Studien in diesem Bereich sind von vielen unbekannten oder kaum messbaren Einflüssen abhängig», erklärte Antes der *Süddeutschen Zeitung* bereits 2011.

«Beobachtungsstudien sind anfällig für viele Störgrößen, sodass am Ende keine wissenschaftlich vertretbare Erklärung für die beobachteten Zusammenhänge möglich ist», lautet ein passendes Zitat von Professorin Gabriele Meyer vom DNEbM (Deutsches Netzwerk Evidenzbasierte Medizin). So ging es – wie bei Forscher Felix – in jüngeren Studien tatsächlich um die Wurst als Diabetesverursacher. Aber letztlich kann niemand erklären, worauf der statistische Zusammenhang «Wurstesser haben ein erhöhtes Diabetesrisiko» basiert. Eine öffentliche «Abrechnung» mit diesem «massiv überschätzten» Studientyp wurde bereits im Juli 2012 von Dr. Klaus Koch, Ressortleiter Gesundheitsinformation beim Institut für Qualität und Wirtschaftlichkeit im Gesundheitswesen (IQWiG) auf *Spiegel Online* publiziert: «Epidemiologische Studien können normalerweise keine Beweise liefern. Punkt.» Sie liefern nur Vermutungen, die «nie geprüft werden». Koch stellt klar, dass es hier immer nur um eine «Beobachtung geht, von der niemand sicher weiß, ob das eine wirklich die Ursache des anderen ist» – oder nur um eine Korrelation, also ein zufälliges Zusammentreffen zweier Faktoren.

Aus diesen statistischen Zusammenhängen, die keine praktische Relevanz haben, Ernährungsregeln abzuleiten, das ist äußerst fragwürdig – besonders wenn es um die Therapie und Vorbeugung von Erkrankungen (Präventivmedizin) geht. Denn hier sind wissenschaftliche Beweise essenziell: «Für alle Maßnahmen oder Empfehlungen muss aus ethischen Gründen belegt sein, dass die Wahrscheinlichkeit des Nutzens größer ist als die des Schadens», erläutert Professor Peter P. Nawroth, Direktor für Innere Medizin und klinische Chemie am Universitätsklinikum Heidelberg, «Beobachtungsstudien können das nicht, denn sie liefern keine Belege, sondern nur Hypothesen, nicht mehr.» Die Frage nach Nutzen oder Schaden stellt sich übrigens insbesondere bei der bekanntesten Ess-Erziehungs-Kampagne, die «5-mal am Tag Obst und Gemüse» propagiert (mehr auf S. 40 ff.).

Unterstützung erhalten die genannten Medizinexperten von Professor Walter Krämer, Professor für Wirtschafts- und Sozialstatistik an der Technischen Universität Dortmund. Für ihn sind die zahlreichen Erkenntnisse aus Beobachtungsstudien «mit großer Wahrscheinlichkeit gar nur Artefakte einer schlampig ausgewerteten Statistik». Da nutzt auch ein häufiges Instrument der «Datenbereinigung» nichts: das Herausrechnen möglicher Störfaktoren, um die statistische Beziehung eines einzelnen Faktors als «Ursache der Wirkung» zu isolieren. So werden beispielsweise die Lebensstilfaktoren der Probanden um Alkoholkonsum, Sport, Gewicht und Rauchen «bereinigt», damit die Forscher z. B. den Zusammenhang zwischen «Gemüsekonsum und Lebenserwartung» isolieren können. Das Ziel dieser Datenwäsche sind klarere Aussagen, sodass die bereinigten Faktoren keine Rolle mehr beim Studienergebnis spielen, sondern nur noch der Gemüsekonsum als Ursache in Frage kommt. Diese statistischen Rechenspiele schärfen zwar eine Korrelation (Zusammenhang), liefern aber trotzdem niemals eine Kausalität (Beweis). «Sie können genauso gut die Daten von Beobachtungsstudien derart bereinigen, dass Sie einen klaren Zusammenhang zwischen der Strumpffarbe und der Lebensdauer herausrechnen. Das macht diese Korrelation jedoch genauso wenig glaubhaft und bedeutsam wie der gleiche Bezug zwischen Gemüsekonsum und Lebenslänge», erklärt Statistikexperte Krämer. Denn angesichts des hohen Komplexitätsgrads und damit der unendlich vielfältigen Faktoren, die ein Menschenleben beeinflussen, können Ernährungsepidemiologen letztlich nie genug Variablen berücksichtigen. Vielleicht hat die DGE auch deshalb in einem dpa-Interview zum Buch HUNGER & LUST klargestellt: «Die Einteilung in gesunde und ungesunde Lebensmittel hat keinen Sinn!» Ein erster Schritt in die richtige Richtung ...

 FAZIT Beobachtungsstudien können keine Beweise für gesunde Ernährung erbringen, weil sie nur Korrelationen (Zusammenhänge), aber niemals Kausalitäten (Beweise) liefern!

Ernährungsmärchen – ohne mich!

Mit dem neugewonnenen Wissen aus den beiden vorherigen Kapiteln sind Sie als Leser dieses Buchs nun «wissenschaftlich ausgebildet», um jede Schlagzeile zu bahnbrechenden Ernährungserkenntnissen besser einschätzen und sie als Forschungsphantasien entlarven zu können. Denn die meisten Ergebnisse sind nicht mehr als pseudowissenschaftliche Fakes; sozusagen reale Science-Fiction. Ein wenig Übung gefällig? Dann nehmen wir uns ein paar beeindruckende Schlagzeilen der jüngeren Vergangenheit vor, um diese fachgerecht zu analysieren:

«Fischmahlzeiten senken Rheumarisiko»

«Schlechte Ernährung begünstigt schweres Asthma und Heuschnupfen»

«Schokolade schützt vor Schlaganfall»

«Einschulung macht Kinder dick»

«Fleischkonsum erhöht Sterberisiko»

«Zucker erhöht Herzerkrankungs-Gefahr»

«Salzreduktion schützt vor Herzschwäche»

«Verzicht auf Frühstück erhöht das Herzinfarktrisiko»

Alle diese aufgeführten Aussagen haben eines gemeinsam: Banale Zusammenhänge (Korrelationen) aus Beobachtungsstudien wurden zu Ursache-Wirkungs-Beziehungen umgedeutet. Bei keiner dieser Schlagzeilen liegt auch nur der Hauch eines Beweises vor. Somit gaukeln diese Headlines wissenschaftliche Erkenntnisse vor, wo keine sind. Wenn Sie künftig derartige Meldungen lesen, dann wissen Sie Bescheid. Wann immer Ernährungserkenntnisse mit einem Kausaltenor wie «A macht B», «C erhöht D», «E senkt F», «G fördert H» oder «I lindert J» verkauft werden, sollte sofort die innere anti-ernährungspropagandistische Warnleuchte blinken.

Könnte kann alles …

Wären diese Meldungen jedoch im Konjunktiv formuliert, dann wäre die Aussage wiederum in Ordnung. Aber «Obst **könnte** vor Herzinfarkt schützen», «Fleischkonsum **könnte** das Sterberisiko erhöhen» oder «Salzreduktion **könnte** vor Herzschwäche schützen», das klingt einfach zu lasch. Könnte könnte fast alles im Leben, denn, wie die DGE einst clever formulierte: Ernährung hat einen Einfluss auf ernährungs**mit**bedingte Erkrankungen, welchen genau weiß natürlich niemand. Das gilt übrigens auch für den Weg zur Arbeit, die Gene, die Umwelt, die gesellschaftliche Akzeptanz, den Stresslevel, die soziale und sexuelle Zufriedenheit und weitere Faktoren, die allesamt Krankheit oder Gesundheit **mit**bedingen – und zwar diffus und nicht konkretisierbar, da die einzelnen, sich gegenseitig beeinflussenden Lebensstilfaktoren studientechnisch nicht aus der Gesamtlebensmatrix herausisolierbar sind …

Neben dem Konjunktiv gibt es noch eine weitere Möglichkeit, Ernährungserkenntnisse aus Beobachtungsstudien korrekt zu formulieren:

«Weniger Herzinfarkte bei Erdbeer- und Blaubeeressern»

«Mehr Schokolade, mehr Nobelpreise – Kakao macht wohl schlau»

Hier wird also keine Kausalität suggeriert, sondern höchstens vermutet. Ist die Aussage derart vorsichtig formuliert, so finden sich in den Artikeln meist auch die wesentlichen Hinweise auf die Aussagekraft (oder besser Aussageschwäche) dieser statistischen Zusammenhänge – wie das folgende fiktive Beispiel verdeutlicht: «Wie immer bei Beobachtungsstudien muss man in Betracht ziehen, dass der hohe Erdbeerkonsum eventuell nur ein Indikator für einen speziellen Lebensstil ist. Die Ursachen für die beobachtete ‹schützende› Wirkung der Erdbeeren sind im realen Leben wahrscheinlich ganz woanders zu suchen.»

Nachfolgend ein weiteres, vorbildliches Beispiel dieses «Hinweises zur limitierten Aussagekraft», publiziert Ende 2014 im *Deutschen Ärzteblatt* anlässlich einer Studie, in der Diabetesprävention durch Joghurt untersucht wurde: «Trotz der übereinstimmenden Ergebnisse aus zwei getrennten Analysen und der hohen Qualität der Studien, die eine Reihe von anderen Erklärungen – von Alter und Body-Mass-Index über Rauchen und Bluthochdruck bis zu spezifischen Gesundheits- und Verhaltensmerkmalen – ausschließen, sind die Ergebnisse **kein Beweis** für eine diabetespräventive Wirkung. Es bleibt immer denkbar, dass andere Aspekte eines gesunden Lebensstils, die nicht von den Studien erfasst wurden, für die protektive Wirkung verantwortlich sind.»

Milch mortale!

Ein schönes Beispiel für diese mediale Studien-Darstellungs-Systematik lieferte eine schwedische Milch-Studie, die im Oktober 2014 im *British Medical Journal* publiziert wurde und deren Ergebnis die gesamte deutsche Medienlandschaft überschwemmte: «Viel Milch senkt *womöglich* die Lebenserwartung» (*Die Welt*), «Zu viel Milch *kann* zu früherem Tod führen» (*Focus*), «Studie: Drei Gläser Milch täglich führen zu verfrühtem Tod» (*Rheinische Post*), «Viel Milch führt *womöglich* zu früherem Tod» (*Zeit Online*) oder «Schwedische Studie: Drei Gläser Milch am Tag *können* tödlich sein» (*Bild Online*).

Merken Sie was? Alle Schlagzeilen weisen zu Recht auf ein *womögliches Können oder Kann* hin, nur ein Medium kann es nicht lassen – hier führt die Milch zum Tod. Vorbildlich waren die Medien, die ganz klar auf die fehlende Kausalität hinwiesen: «Die Studie kann nicht beantworten, ob der Milchkonsum die Ursache für die erhöhte Todesrate darstellt. Es ist zum Beispiel möglich, dass andere, in der Untersuchung nicht bedachte Faktoren die erhöhten Risiken der Milchtrinker erklären» (*Spiegel Online*). Genau so ist es – und wenn sie nicht gestorben sind, dann erklären sie noch heute ... und morgen ebenso, denn an dieser fundamentalen Erklärungsschwachstelle wird sich bei allen kommenden Ernährungsbeobachtungsstudien nichts ändern. Nichtsdestotrotz fordern auch die Milch-Schweden wie zu erwarten «weitere Studien, um die Ergebnisse zu bestätigen». Interessant ist in diesem Zusammenhang eine weitere Studie im *British Journal of Cancer*, die ebenfalls im Oktober 2014 publiziert wurde: Wer an Laktoseintoleranz leidet, hat weniger Brust- und Lungenkrebs. Ob es am reduzierten Milchkonsum der Milchzucker-Intoleranten liegt? Keiner weiß es ...

 FAZIT Aber Sie wissen nun, wie man schlechte Schlagzeilen zu Ernährungsstudien schnell entlarvt: «Nahrungsmittel A erhöht / senkt / fördert Krankheit B» – das kann nicht sein! Ihnen macht so schnell keiner mehr ein X für ein U vor ...

Kampagnen, Fördergelder, Volksgesundheit

5-mal am Tag – aber was?

Trotz der Tatsache, dass Ernährungsforschung keine Beweise liefern kann, wird fleißig weiter geforscht, inzwischen so viel, dass keiner mehr wirklich weiß, ob wenigstens die gängigen Korrelationen noch stimmen. So hat die weltgrößte Ernährungsstudie EPIC mehrfach ergeben: Ein statistisch signifikanter Zusammenhang zwischen Krebs und Obst- und Gemüsekonsum ist nicht errechenbar. Also schützen Obst und Gemüse wider Erwarten doch nicht vor Krebs?

«Die fünf Portionen Obst und Gemüse waren in Bezug auf Krebs leider ein Hype», erklärte im Mai 2013 Deutschlands oberster Krebs-Aufklärer Professor Rudolf Kaaks vom Deutschen Krebsforschungszentrum in Heidelberg in mehreren großen deutschen Tageszeitungen. Anfang 2014 bekräftigte Kaaks seine Aussagen zu Obst- und Gemüsekonsum und Krebsentstehung: «Keinerlei Beziehung, null Komma null» (*Süddeutsche Zeitung*). Und Dr. Jutta Hübner von der Deutschen Krebsgesellschaft mahnte fast zeitgleich in der medizinischen Fachzeitschrift *Onkologie heute*, dass man sich generell bei Ernährung und Krebs «kaum auf belastbare Forschungsergebnisse stützen kann». Da die Krebsprophylaxe Ende der 1990er Jahre der Grund für die Einführung von «5-am-Tag» war, könnte man die Kampagne nun konsequenterweise einstampfen ...

Entgegen den EPIC-Ergebnissen und den Kaaks'schen Klarstellungen sieht die Presseabteilung von «5-am-Tag e.V.» das jedoch ganz anders: «Die Datenlage zeigt auch für eine Reihe weiterer Krankheiten wie Krebs ... ein präventives Potenzial eines erhöhten Verzehrs von Gemüse und Obst.» Über die Gründe, warum die «Pflanzen-Befürworter» dem aktuellen Wissensstand widersprechen, lässt sich nur spekulieren: Man muss wichtig bleiben, um weiterhin reichhaltig Fördergelder zu erhalten, damit man selbst am Leben bleibt. Denn je mehr Versprechungen zur Förderung der Volksgesundheit man macht, desto wichtiger scheint man zu sein und umso besser wird man wahrgenommen. Dabei hat insbesondere «5-am-Tag», das Flaggschiff der Ernährungspropaganda, ein großes Problem: Es ist unbekannt, welche Auswirkungen die Kampagne auf die Gesundheit der Bevölkerung hat, denn es existiert kein Nutzennachweis, dass diese ernährungspolitische Maßnahme die Gesundheit der Bundesbürger fördert. Daher kann auch ein Schaden nicht ausgeschlossen werden; nach den gängigen Erklärungsmodellen der Ernährungsforschung sind negative Auswirkungen sogar durchaus denkbar.

80 Prozent mehr Magen-Darm-Erkrankungen

Da die Empfehlungen der DGE nicht wissenschaftlich abgesichert sind, kann der reichhaltige Verzehr von Pflanzenkost nicht pauschal als «gesund» abgehakt werden. Denn es ist sogar möglich, dass der staatliche Aufruf zu mehr Obst- und Gemüseverzehr für kollektive Verdauungsprobleme sorgt: Die klinischen Fälle diffuser Magen-Darm-Erkrankungen sind laut Gesundheitsberichterstattung des Bundes seit 2000, dem Beginn der Ernährungskampagne «5-am-Tag», bis 2011 um etwa 80 Prozent angestiegen. Konkret hat sich seit Kampagnenstart auch die Fallzahl bei Symptomatiken mit Verstopfung und Durchfall verdoppelt, beim Symptombild Aufstoßen, Blähbauch und Blähungen sind die klinischen Diagnosen sogar um über 150 Prozent angestiegen. Wenn man die Faktenherleitungsmaßstäbe der Ernährungswissenschaften heranzöge, so könnte man vermuten: 5-mal am Tag Obst und Gemüse steigert das Risiko für Magen-Darm-Krankheiten um über 80 Prozent! Diese Hypothese lässt sich natürlich nicht belegen – denn zwischen den beiden Fakten besteht nur eine Korrelation, also ein Zusammenhang, keine Ursache-Wirkungs-Beziehung. Fehlende Beweise werden dabei durch «Plausibilitäten» ersetzt, um den Schein der Wissenschaftlichkeit zu wahren.

Krank durch Obst und Gemüse? Möglich!

Solche Plausibilitäten, also naheliegende Erklärungsmodelle, lassen sich natürlich auch finden, um den Zusammenhang der «5-am-Tag-Kampagne» mit der wachsenden Zahl an Magen-Darm-Erkrankungen zu untermauern: Der Verzehr von viel Obst und Gemüse ist mit einer erhöhten Aufnahme von schwer verdaulichen Ballaststoffen und Fruktose verbunden. Das kann bei Menschen mit empfindlichem Magen-Darm-Trakt zu Verdauungsproblemen wie Blähungen, Durchfall oder Bauchschmerzen führen. Als «Problemverstärker» könnte die Empfehlung wirken, Milch- und Milchprodukte zu verzehren, denn auch der darin enthaltene

Milchzucker, Laktose, ist für viele Menschen schwer verdaulich. Hinzu kommt, dass auch die propagierten Vollkornprodukte mit ihren vielen unverdaulichen Bestandteilen nicht jedem Magen-Darm-Trakt gut bekommen.

Zu dieser plausiblen, aber unerwünschten Nebenwirkung «Krank durch gesunde Ernährung» hat sich der österreichische Ernährungsmediziner Professor Maximilian Ledochowski bereits 2007 mit Fällen aus der Praxis über den Radiosender *SWR* an die Öffentlichkeit gewandt: «Die Gruppe der Patienten, die Ballaststoffe nicht gut vertragen, ereilt oft das Schicksal, dass sie zum Arzt gehen, endoskopisch untersucht werden, die Diagnose eines Reizdarmsyndroms bekommen und mit den Empfehlungen nach Hause gehen, sich gesund zu ernähren. Befolgen sie dann diese Empfehlungen, nehmen sie noch mehr Ballaststoffe zu sich und geraten in einen Teufelskreis hinein, aus dem sie kaum selbständig herauskommen können.» Laut Ledochowski liegt das «Kernproblem darin, dass eine Empfehlung ausgegeben wird, viele Ballaststoffe zu essen».

Die praktische Bestätigung dieses möglichen Zusammenhangs von «gesunder» Ernährung und Verdauungsbeschwerden lieferte der deutsche Medizinprofessor Joachim Erckenbrecht, stellvertretender Vorsitzender der Gastro-Liga und Chefarzt für Innere Medizin im Florence-Nightingale-Krankenhaus in Düsseldorf in einem *FAZ*-Interview im August 2015: «Tatsächlich führt übermäßiger Ballaststoffkonsum häufiger zu Beschwerden ... die Menschen kommen dann zu mir und sagen: ‹Ich ernähre mich sehr gesund und habe trotzdem Bauchschmerzen.› Sie essen viel Salat und Gemüse ...» Und die darin enthaltenen Ballaststoffe führen bei diesen Menschen zu Blähungen und Bauchschmerzen.

Die «blähenden Gesundesser» suchen dann häufig Ernährungsberatung – so wies die deutsche Fachgesellschaft für Ernährungstherapie und Prävention (FET e.V.) bereits im Juni 2013 darauf hin: «In der Tat ist Ähnliches auch aus der niedergelassenen Ernährungsberatung zu vermelden. Vermehrt werden Patienten mit chronischen Verdauungsproblemen, am häufigsten mit breiigen Stühlen und Blähungen, von ihren Hausärzten der Beratung zugewiesen. Oft wird eine Laktoseintoleranz oder Fruktosemalabsorption vermutet. Nicht selten wird bei der Diagnostik jedoch mit ungewöhnlich großen Mengen des verdächtigten Auslösers geprüft. Die betroffenen Patienten rechtfertigen sich oft damit, dass sie sich doch gesund ernähren würden. Immer häufiger fällt dabei der scheinbar verschämte Nachsatz, dass die Symptome immer dann abklingen, wenn das Konsumierte gemeinhin als ungesund gilt.»

Dieser praktischen Erfahrung entspricht die Aussage der Vizepräsidentin des Zentralverbands der Ärzte für Naturheilverfahren: Dr. Monika Pirlet-Gottwald erklärte auf dem Verbands-Jahreskongress 2013, dass zu viel Rohkost und Vollkorn die Darmwand beschädigen können, was zur Entwicklung von Nahrungsmittelunverträglichkeiten führen kann. Und spanische Forscher gaben Mitte 2014 bekannt, dass ballaststoffreiche Kost zur Verdoppelung der Anzahl an «Pups-Episoden» führen kann. Die Diskussion um «schädliche Ballaststoffe» ist demnach mehr als nur heiße Luft ...

Ach wie gut, dass niemand weiß ...

Die «5-am-Tag»-Kampagne hat also ein großes Problem: Niemand weiß, was die Kampagne tatsächlich anrichtet, aber nichtsdestotrotz wird weiter der Pflanzenmehrverzehr propagiert. Wider besseres Wissen? Wahrscheinlich, denn es wäre sehr peinlich, wenn man nach 13 Jahren die Hosen runterlassen müsste: «Es tut uns leid, 5-am-Tag wird eingestellt, da wir nicht wissen, ob die vielen Millionen Euro staatlicher Fördergelder die Gesundheit der Bürger gefördert oder ihr gar geschadet haben. Außerdem erreichen wir nur sehr wenige Bürger mit unseren Botschaften, und wenn diese wenigen 5-am-Tag-Treuen dann noch krank würden, das können wir nicht weiter verantworten.» Dazu muss man wissen: «Der Anteil der Personen, der 5 Portionen Obst und Gemüse am Tag konsumiert, ist immer noch sehr gering. 15 Prozent der Frauen und 7 Prozent der Männer erreichen die empfohlenen 5 Portionen Obst und Gemüse pro Tag», konstatierte das renommierte Robert-Koch-Institut in einer Studie im Juni 2013. Die «5-am-Tag-Kampagne» scheint demnach ein «Roh(r)krepierer-Dasein» zu fristen, denn die meisten Bürger interessieren sich für die Botschaften nicht oder finden es zu kompliziert, ihren Alltag danach auszurichten.

Lieber 5-mal Kaffee am Tag?

Wenn die Politik aber auf das dünne Datenfundament der Ernährungswissenschaften und damit auf Hypothesen vertrauen will und muss, dann sollten die Kampagnenkreierer wenigstens auf Beobachtungsstudien setzen, die vielversprechende Vermutungen ermöglichen **und** die Bürger erreichen. Hier bietet sich der Kaffee geradezu an, denn die epidemiologische Datenlage zur Gesundheitsförderung durch Kaffeekonsum ist enorm. Der Deutschen liebstes Getränk ist gemäß Erkenntnissen zahlreicher Beobachtungsstudien ein wahres Allheilmittel, denn Kaffee «schützt» vor Diabetes, Depressionen, Krebs, Alzheimer, Gicht, Schlaganfall und Herzerkrankungen. Idealerweise sollten die Staatsorgane die «5-am-Tag Tassen Kaffee»-Kampagne mit einem nationalen Aktionsplan «Übergewicht» kombinieren, denn viele Studien haben gezeigt, dass Menschen mit leichtem Übergewicht am längsten leben. Erst Anfang 2013 konnte im weltweit führenden Medizinjournal *JAMA* (*The Journal of the American Medical Association*) die bis dahin größte Analyse von 97 Studien mit fast 3 Millionen Teilnehmern diesen Zusammenhang erneut bestätigen (s. S. 114). Aber auch dabei muss dann klar sein: Es liegen keine wissenschaftlichen Beweise (Kausalitäten) vor, sondern ausschließlich Zusammenhänge (Korrelationen), die nur Hypothesen erlauben.

 FAZIT Für Ernährungskampagnen wie «5-am-Tag» muss gelten: entweder den Nutzen nachweisen oder den Mumm haben, sie zu stoppen!

Staatliche Manipulation auf unserem Teller

«5-am-Tag» ist die Speerspitze staatlicher Ess-Erziehungsmaßnahmen, und nur ganz nebenbei: die Pflanzenkostkampagne ist aus Sicht der EU-Politiker nur eine Absatzförderungsmaßnahme. Das Deckmäntelchen der Gesundheit kaschiert diese stattlich staatlich geförderte Werbemaßnahme und gibt ihr ein gesellschaftlich akzeptables Outfit. Die EU-Fördermittel für Absatzwerbung fließen dabei nicht nur – wie gemeinhin gerne glaubhaft gemacht – für frisches Obst und Gemüse, sondern auch für verarbeitete Lebensmittel. Und die Fördergelder können bei «ernsthaften Marktstörungen» massiv erhöht werden; führt also beispielsweise ein Salatskandal zu Absatzeinbrüchen, wäre eine Extra-PR-Kampagne «Gesunder Kopfsalat» denkbar ...

Neben der «gesundheitsfördernden» Verkaufsförderung denken sich kreative Köpfe kontinuierlich weitere Maßnahmen zur Ernährungsmanipulation der Bürger aus – so beispielsweise die immer wiederkehrende Forderung nach einer Nährstoffampel auf den Packungen. Rot, gelb, grün, die farbigen Punkte, für «gesund/empfehlenswert» (grün) und «Achtung, ungesund!» (rot) entspringen dabei der reinen Willkür gesundheitsapostolischer Ernährungsregulierer. Denn Beweise, dass dieses Farbenspiel irgendeinen Bezug zu Gesundheit oder Krankheit birgt, existieren systembedingt natürlich nicht. Daher können wir hierzulande nur begrüßen, dass die Bundesregierung diesem notorischen Nonsens noch immer widersteht und die Bürger von den ideologisch getünchten Farbklecksen auf Lebensmitteln verschont. Genauso wenig halten die deutschen Politiker von einer Bevormundung der Verbraucher durch Werbeverbote und Strafsteuern auf «ungesunde» Lebensmittel – und das ist auch gut so!

Essenssteuern sollen Essen steuern

Immer wieder wird die «Steuer-Sau» durchs Dorf getrieben: Regierungen oder gesundheitsorientierte Lobbygruppen fordern wiederholt Steuern auf alles, was lecker schmeckt: salz- und zuckerhaltige Lebensmittel, Fastfood, Chips und Softdrinks, Butter und Frittiertes. Diese Forderungen haben eines gemeinsam: Sie spiegeln blinden Aktionismus wider, der auf purer Willkür basiert, weil ihm jegliche wissenschaftliche Grundlage fehlt (denn es gibt keine ungesunden Lebensmittel). Warum aber tauchen diese Steuerrufe immer wieder auf? Zum einen, weil man sich damit «gutmenschenartig» in der ernährungspropagandistisch geblendeten Öffentlichkeit positiv positionieren kann: Wir kümmern uns um die Gesundheit der Bürger, indem wir uns gegen ungesunde Ernährung engagieren und die «bösen Dick- und Krankmacher» teuer machen! Zum anderen spülen neue Steuern frische Gelder in klamme Staatskassen – weil asozialerweise alle Bürger abkassiert werden: denn nicht nur die «kranken Dicken» zahlen, sondern auch schlanke Gesunde und alle anderen.

Weniger überraschend ist hingegen, dass niemand weiß, ob eine Zucker- oder Fettsteuer dazu führt, dass Menschen sich anders ernähren, dünner oder gesünder werden. Aber man kennt inzwischen einige «Ausweichverhalten» der Bürger, wenn man ihnen beim Essen zu tief in den Geldbeutel greift. In Dänemark beispielsweise hat man die Fettsteuer wieder abgeschafft, und zwar aus ganz pragmatischpekuniären Gründen: Viele Dänen kauften ihre Butter in Deutschland, sodass der dänische Staat weniger statt mehr einnahm. Die offizielle Erklärung lautete: Die hohe Fettsteuer hat keine Wirkung auf das Ernährungsverhalten der Dänen gezeigt, und sie belastete Geringverdiener unverhältnismäßig hoch.

WHO – die Genussjäger

Besonders eifrig sind Organisationen wie UN und WHO, die jedes Jahr aufs Neue Gesetze und Abkommen gegen Übergewicht und ungesunde Ernährung fordern. Fast schon beängstigend erscheint dabei die Verbissenheit, mit der gewisse Behauptungen, denen jegliche wissenschaftliche Grundlage fehlt, in die Welt gesetzt werden: Ungesunde Ernährung stelle mittlerweile eine noch größere Gefahr für die Gesundheit dar als das Rauchen, erklärte WHO-Chefin Margaret Chan im Sommer 2014.

Dabei hatte die WHO erst einige Monate zuvor die Hexenjagd auf Zucker eröffnet. Die Weltgesundheitsorganisation forderte, dass wir unseren Zuckerkonsum drastisch reduzieren sollten, um so Fettleibigkeit und deren Folgeerkrankungen zu bekämpfen. Auch wenn es redundant klingt, es muss an dieser Stelle erneut gesagt werden: Es fehlt der wissenschaftliche Beweis, dass Zucker dick oder krank macht. Ungeachtet dessen hat die WHO im März 2015 eine neue Richtlinie veröffentlicht, in der die Empfehlung für den Zuckerkonsum von aktuell zehn Prozent des täglichen Energiebedarfs auf fünf Prozent halbiert wird. Das heißt konkret: Beim offiziellen weiblichen Durchschnittsbedarf von 2000 kcal dürfen 100 kcal aus Zucker sein. Und das ist nicht viel: Eine 0,33-Liter-Dose Cola liefert etwa 145 Zucker-Kilokalorien, 200 Milliliter Apfelsaft circa 90 Fruchtzucker-Kilokalorien. Von Süßwaren, Kuchen und Desserts ganz zu schweigen, und der pure Zucker im Espresso: künftig streng limitiert! Auch das Nutellabrötchen müsste wohl verbannt werden. Und der Honig gleich mit; denn die WHO will jede Art von freiem und zugesetztem Zucker reglementieren, mit Ausnahme von Obst. Dabei ist in Trauben und Orangen der gleiche Fruchtzucker enthalten wie in den entsprechenden Fruchtsäften. Das alles klingt nach purer Willkür ohne jede fachliche Grundlage. Jeder kritische Bürger darf und sollte sich natürlich fragen: Was zum Teufel soll das? Es könnte sein, dass dieser WHO-Vorstoß der omnipräsenten «Fünf-am-Tag»-Kampagne in die Karten spielen soll, denn deren «Kern-Absatzprodukte» werden durch diesen Bevormundungsvorstoß nicht konterkariert. Ansonsten lässt sich derartig unerklärliches Vorpreschen nur mit Maßnahmen totalitärer Staaten vergleichen, die Gesetze al gusto erlassen – es geht, wie so oft, um Machterhalt und Deutungshoheit. Auch die WHO muss ein wichtiger Faktor im Geschäft mit der Ernährung bleiben. Besonders deutlich wird das am «WHO-Wurst-Wahn» Ende 2015 (siehe auch S. 94 ff.).

Zum Abschluss dieses Kapitels unterstützen wir die Kampagneros mit einer internationalen Kombination passender Fakten. In Mexiko, laut UN die fetteste Industrienation noch vor den USA, gilt seit Ende 2013 eine Strafsteuer auf Fastfood und Süßigkeiten. Das offizielle Ziel dieser Maßnahme: Die Regierung will den Kampf gegen das grassierende Übergewicht gewinnen. Gleichzeitig ist Mexiko Weltmeister bei Kaiserschnitten, Deutschland liegt auf Platz zwei. Nun muss man wissen: Die Kaiserschnittgeburt gilt als Risikofaktor für Übergewicht. Beispielsweise waren einer Studie der Harvard University zufolge im Alter von drei Jahren doppelt so viele Kaiserschnitt-Kinder dick im Vergleich zu natürlich

Geborenen. Vielleicht ist Schnitt-Spitzenreiter Mexiko dieser Zusammenhang nicht bekannt? Vielleicht aber kennen ihn die Baden-Württemberger, denn hier startete 2014 eine Kampagne zur natürlichen Geburt, mit dem Ziel, die Kaiserschnittrate zu senken. Eine Pommes-Steuer hingegen gibt es im «Ländle» nicht. Stattdessen aber könnte die interkulturelle Empfehlung aus Stuttgart für Mexiko lauten: «Statt Steuern auf Fritten: Senkung von Kaiserschnitten!»

FAZIT Der gesamte staatliche Aktionismus zur Bevormundung des bürgerlichen Essverhaltens basiert auf reiner Willkür. Jeder sollte die entsprechenden Vorhaben seiner Partei kennen – um bei der nächsten Wahl nicht nur über den Tellerrand zu blicken, sondern auch hinein.

Essen als Ersatz

Als Kernbotschaft lässt sich bis hierher festhalten: Kein gesunder Mensch braucht Ernährungswissenschaft – und noch weniger die daraus resultierenden, auf vagen Vermutungen basierenden Regeln. Aber warum gibt es dann so viele Ernährungsrichtungen, die für sich den «Schlüssel zu Gesundheit und Schlankheit» beanspruchen? Weil sich jeder genau die «Ernährungs-Wahrheiten» aus dem großen Quell an Beobachtungsstudien heraussuchen kann, die zu seiner Ernährungsideologie passen; schließlich gibt es zu jeder Studie auch irgendeine Gegenstudie. Dieser Studien-Ramschladen ändert jedoch nichts daran, dass überall Beweise fehlen, egal welcher Essphilosophie man Glauben schenken mag. Ernährungsforscher sind sozusagen «Korrelations-Kannibalen», denn was heute gilt, wird morgen schon vom nächsten Studienergebnis gefressen. Die Salzthematik ist ein Paradebeispiel für dieses ewige Hin und Her. Mal ist zu viel Salz schädlich, dann wieder zu wenig. Dann verursacht Salz Bluthochdruck, in einer anderen Studie senkt eine salzarme Ernährung die Sexlust. Gegner und Befürworter könnten jeweils ein Buch darüber schreiben: «Zu viel Salz ist gefährlich» und «Zu wenig Salz ist gefährlich». Jedoch gilt auch hier: Außer Hypothesen nichts gewesen ...

Unabhängig vom Salz: Besonders bemerkenswert beim

Blutdruck-Beispiel ist die unterschiedliche Bewertung vorliegender Ernährungsstudien durch Fachorganisationen. So wird von der DGE «aufgrund der vorliegenden Daten die Evidenz für einen blutdrucksenkenden Effekt einer Erhöhung des Gemüse- und Obstverzehrs als überzeugend eingestuft». Kern der DGE-Bewertung sind insbesondere auch Studien zur Blutdruck-Diät namens «DASH». Das IQWiG (Institut für Qualität und Wirtschaftlichkeit im Gesundheitswesen) veröffentlichte jedoch einige Monate zuvor folgendes Fazit: «Es liegen keine Studien vor, die ausreichend Daten liefern für eine Nutzenbewertung einer Ernährungsumstellung auf die spezielle Ernährungsform ‹DASH-Diät› bei Patienten mit essenzieller Hypertonie ... Es liegt somit insgesamt kein Beleg für und kein Hinweis auf einen patientenrelevanten Nutzen bzw. Schaden durch eine Umstellung der Ernährung auf die spezielle Ernährungsform ‹DASH-Diät› vor.» Wer hat nun recht? Ernährungsforschung ist und bleibt mehr eine Glaubens- denn Wissensfrage.

Kulinarische Glaubenskrieger

Und genau so läuft der omnipräsente Glaubenskrieg – es ist kein Wissenskrieg – zwischen Omnivoren (Alles-Esser), Vegetariern und Veganern ab. Und wenn es irgendwann die Carnetarier (Fleisch-Esser) geben wird, dann mischen auch die noch mit. Um es noch mal deutlich klarzustellen: Es existiert kein wissenschaftlicher Beweis, dass vegetarische Ernährung gesünder ist als Alles-Essen oder Veganismus. Wenn überhaupt, dann liegen wie immer nur statistische Zusammenhänge vor, die dann von Lobbygruppen in der

Öffentlichkeitsarbeit gerne zu Wahrheiten gemacht werden. Auch wenn einige Beobachtungsstudien zeigen, dass Vegetarier länger leben, dann heißt das letztlich nichts, denn man muss stets berücksichtigen: Kein Mensch weiß, ob die marginal längere Lebensdauer am Fleischverzicht liegt oder am komplexen Zusammenspiel vieler anderer Lebensstilfaktoren wie «Nichtraucher, wenig Alkohol, keine Drogen, viel Sport, viel Schlaf, kein Trash-TV schauen, oft beten und beichten, wenig Stress und viel Entspannung». Es können auch ganz andere, der Wissenschaft unbekannte Faktoren eine entscheidende Rolle spielen, weil sie keinem Forscher erzählt werden: Sind es vielleicht spezielle Sexualpraktiken zur Steigerung der Fleischeslust als Kompensation des Fleischverzichts? Keiner weiß es wirklich.

Andere Studien wiederum weisen auf die größere Gefahr von Herzinfarkten und Schlaganfällen bei Veganern hin. Auch hier gilt das Gleiche: Vielleicht liegt das höhere Krankheitsrisiko am Ernährungsstress statt an Nährstoffmangel – oder andere, unbekannte Ursachen sind dafür verantwortlich. Die vegane Gretchenfrage lautet eher: Warum eigentlich isst ein Mensch wider seine Natur nur Pflanzen und schränkt sich selbst massiv in seiner Vielfalt ein, obwohl er in Schlaraffia Germania alles essen könnte? Der Grund für den selbst auferlegten Nahrungsverzicht lautet sicher oft: Man will dazugehören zur «guten Minderheit», die sich «gesund» ernährt und dabei noch ethisch-moralisch richtig handelt. Vegetarische und vegane Ernährung haben keine evolutionäre, humanbiologische Grundlage, sondern der Mensch setzt damit ein persönliches Statement, das dem jeweiligen Zeitgeist entspricht: er zeigt, wer er ist, indem er zeigt, was er isst.

Trendfalle vegane Ernährung

Im Prinzip entsteht ein neuer «Ernährungshype» ganz einfach, wenn die Zeit reif dafür ist: Irgendein dicker, unzufriedener Bürokaufmann ändert sein gesamtes Leben, wird dabei *auch* Veganer, nimmt ab, fühlt sich top und schreibt ein Buch «Wie ich vom dicken Fleischesser zum fitschlanken Veganer wurde». Je nach Marketingbudget cleverer Verlagsmanager wird diese essgetriggerte persönliche Katharsis dann zur allgemeingültigen Weisheit, zum neuen Trend stilisiert – besonders, wenn man noch ein paar gutaussehende Prominente mit an den Tisch holt: «Vegan macht fit und schlank»; natürlich untermauert durch bewusste und unwissende Fehlinterpretation passender Studien. Gerade in einer Phase, wo den als nutzlos enttarnten Diäten massiver Gegenwind entgegenbläst, bedarf es neuer Strategien im Ernährungsratgeber-Genre, also macht vegan «so ganz nebenbei» auch noch 10 Kilo leichter in 60 Tagen. Und schon ist der nächste Ernährungstrend geboren, der im Falle des Veganismus auch schnell öffentlich wieder abebbt, denn in Deutschland leben nach Daten der Universitäten Göttingen und Hohenheim weniger als 0,5 Prozent der Bürger vegan. Und viele, die durch den PR-Hype auf den Zug aufgesprungen sind, springen auch schnell wieder ab. Viele Neu-Veganer werden sicher recht bald «böse» Hunger- und Lust-Forderungen ihres Körpers erhalten, mal wieder «normal» zu essen, sprich: sich aus dem vollen Fundus des reichhaltigen Angebots zu bedienen. Wer sich diesen Körperforderungen jedoch entgegenstellt, der kann psychische Probleme bekommen, denn er gerät in einen inneren Kampf zwischen Kopf und Bauch. Finden sich vielleicht auch deshalb überproportional viele psychisch Kranke unter den Vegetariern im Vergleich zu den Allesessern? Oder werden gar psychisch Kranke häufiger zu Vegetariern, wie Studien der Universitäten Hildesheim und Graz nahelegen? Vegetarier litten den deutsch-österreichischen Forschungen zufolge signifikant häufiger an Angststörungen, Depressionen, psychosomatischen Beschwerden und Essstörungen. Es können natürlich auch ganz andere Gründe ursächlich eine Rolle spielen, die niemand kennt. Generell stellt sich daher auch hier die Frage nach «Henne oder Ei»: Verursacht Vegetarismus psychische Probleme oder forciert eine gestörte Psyche vegetarisches Essverhalten? Und wie mag es gar bei den Veganern sein, die auf noch mehr Nahrung verzichten? Hier darf mal wieder das ökotrophologische Universalcredo antworten: Nichts Genaues weiß man nicht!

Essen, Ethik und Ideologie

Wenn sich zum Essen noch Ethik und Moral gesinnen (die unser hungriger Körper, der satt werden will, übrigens nicht kennt), dann sind wir schnell bei den Bio-Freunden. Bio ist gesünder, Bio schützt die Umwelt, Bio schützt die Tiere, Bio hilft armen Bauern in Entwicklungsländern usw. Manches mag stimmen, manches ist einfach nur Unsinn und wurde schon mehrfach gründlich untersucht und widerlegt, beispielsweise: Bio ist gesünder – dieser Beweis konnte nie erbracht werden; und zwar weder für einzelne Lebensmittel noch für die gesamte Bio-Ernährungsweise. Bio schont die Umwelt – mag sein, dass wir unsere Böden durch Bio-Anbau schonen, aber es gibt andere Aspekte, die gern unter den Tisch gekehrt werden. So hat im Juni 2013 eine Studie herausgefunden: Bio-Einkauf schadet der Umwelt. Warum das? Der CO_2-Fußabdruck eines Bio-Konsumenten ist oft wesentlicher schlechter, weil die Biomärkte häufig weiter entfernt liegen als der Supermarkt in der Nähe und viele mit dem Auto hinfahren. Darüber hinaus kommen viele heimische «Normalgemüse» wie Kartoffeln in der Bio-Version aus Ägypten oder Israel. Wissenschaftler der Uni Gießen konterkarieren den «Ich habe eine weiße Öko-Weste»-Bio-Lifestyle mit folgenden Thesen: Lebensmittel aus der Region sind nicht zwangsläufig klimafreundlicher als Produkte aus Übersee. Erschwerend kommt hinzu, dass «regionale Lebensmittel» in Supermärkten oft nicht aus der Region stammen: «Das meiste ist Schwindel», titelte *Öko-Test* im Oktober 2014.

Dieses Studien-Spielchen «Wer hat recht? Welche Ernährung ist die beste?» ließe sich für jede Ernährungsideologie endlos ausdehnen – selbstverständlich inklusive der aktuell populären Paleo-Köstler, Low-Carber oder Zucker-Meider. Die berechtigte Frage lautet auch hier: Warum finden die unterschiedlichen Ernährungsphilosophien Anhänger? Sind diese Menschen auf der Suche nach identitätsstiftendem Halt, den ihnen die Religion nicht mehr bietet? Denn unser Wunsch nach sozialer Identität und die Suche nach einem identitätsstiftenden Selbstkonzept lassen sich heute auch über die Ernährung herstellen. Das hat auch die evangelische Kirche erkannt, deren irdischer Abgesandter Dr. Kai Funkschmidt sich diesbezüglich in einem *ARD*-Interview wie folgt äußert: «Für Menschen, die intensiv auf eine bestimmte Form der Ernährung fixiert sind, die das als Heilsbotschaft vertreten, ist das Essen Zentrum der Heilsbotschaft. Bei Veganern ist das sozusagen der Kern.» Für den Theologen Funkschmidt wird gesunde Ernährung im Extremfall zur Ersatzreligion, die mit «religiösem Fundamentalismus» vergleichbar sei und in letzter Konsequenz eine «Selbsterlösung durch Ernährung» bedeute. Klare Worte seitens der Kirche, die erkannt hat, dass säkulare Ernährungspäpste eine ernstzunehmende Konkurrenz für Gottes Beistand sind.

Ob nun die Suche nach Ersatzreligion, Lebenssinn und Identität oder andere Gründe verantwortlich dafür sind, dass sich jemand intensiv einer bestimmten Ernährungsform zuwendet: es ist wie immer eine individuelle Entscheidung – egal ob Bio, vegan, Low-Carb oder Rohkost. Egal ob Lifestyle, Ethik oder Moral die Triebfeder sind.

Daher muss an dieser Stelle klar gesagt werden: Jeder Mensch kann, darf und soll essen, wie er es für richtig hält. Toleranz und Akzeptanz stehen dabei auf der Werteskala den «Anders-Essenden» gegenüber ganz weit oben. Über Geschmack lässt sich vielleicht streiten – aber bitte nicht missionieren!

Last but not least hätten wir da noch den Otto Normalverbraucher, der sich aufgrund der omnipräsenten Ratschläge zur «gesunden» Ernährung korrekt verhalten möchte und versucht, ganz braver Bürger, nach den entsprechenden Regeln zu essen. «Das soll ja gesund sein, und ich will ja gesund bleiben», ist der Leitgedanke der systemkonformen Regel-Esser. Dass es keine Beweise für gesunde Ernährung gibt und zu viel Pflanzenkost seinen Darm überstrapazieren kann, das weiß Otto N. leider nicht. Also wird er seine fiesen Blähungen auf alles Mögliche zurückführen, «aber doch nicht auf mein gesundes, ballaststoffreiches Vollkornmüsli mit Vollmilch und viel frischem Obst».

Krankhaft gesunde Ernährung

Bei ein bis zwei Prozent der Bevölkerung entwickelt sich der Drang nach gesunder Ernährung zum Zwang, aus Otto Normalverbraucher wird Otto Orthorektiker. Orthorexie heißt in der Fachsprache die Essstörung, bei der sich Betroffene zwanghaft ausschließlich von «gesundem» Essen ernähren – ansonsten fühlen sie sich krank, minderwertig und schlecht. Obgleich diese psychische Erkrankung kontrovers diskutiert wird, warnen medizinische Fachgesellschaften immer wieder davor – so erklärte beispielsweise die Deutsche Gesellschaft für Endokrinologie Mitte 2014 die Betroffenen als «besessen vom gesunden Essen.» Denn bei Orthorektikern kann die «erhabene, reine Ernährung» zum absoluten Lebensmittelpunkt werden, zur Ersatzreligion, die Orientierung bietet und das Selbstwertgefühl stützt. Dies führt wiederum zu sozialer Isolation, Nährstoffmangelerscheinungen und nicht selten zu abgemagerten Persönlichkeiten. Für die Psychologin Friederike Bartels vom Institut für Experimentelle Psychologie an der Universität Düsseldorf, die eine der wenigen Orthorexie-Studien geleitet hat, haben «Veganer, die sich zu dieser Ernährungsweise entschlossen haben, um ihr Risiko für Krankheiten zu verringern, ein erhöhtes Orthorexie-Risiko. Gefährdet sind insbesondere Veganerinnen, die mit dieser Ernährungsweise möglichst schlank werden wollen. Doch auch all jene, die eine Diät machen, die sehr strengen, spezifischen Regeln folgt, haben ein erhöhtes Risiko, zum Ernährungsfanatiker zu werden» (*Spiegel Online*). Die Düsseldorfer Psychologen errechneten auch die bereits eingangs erwähnte Häufigkeit der Orthorexie: mit ein bis zwei Prozent entspricht das

Auftreten dieser Essstörung in etwa dem der bekannteren Magersucht (übrigens die psychische Erkrankung mit dem höchsten Sterberisiko bei Jugendlichen) und der deutschen Veganer-Quote.

Am Rande sei noch erwähnt: Dieser Glaube an gesunde Ernährung wird nicht von der Industrie gesät – die Hersteller haben gar nicht die missionarischen Mittel dazu. Dazu bedarf es der Unterstützung der Ernährungswissenschaft und ihrer Propagandamaschinerie. Die Hersteller springen dann natürlich gerne auf den Zug auf, wenn Ernährungsinstitutionen gewisse Lebensmittel zu «Gesundmachern» erheben und entsprechende Labels verteilen, wie beispielsweise das «5-am-Tag»-Logo, das übrigens auch auf Konservengemüse, Büchsenobst, Kompottgläser und auf Tetrapaks mit dem Zuckerwasser Nektar geklebt werden darf. Wenn irgendein Lebensmittel oder eine Ernährungsform offiziell als «gesund» gefeiert wird, dann werfen natürlich auch die entsprechenden Hersteller ihre PR-&Werbetrommeln an, um sich zu profilieren und positionieren. Nur: Wie soll man es ihnen verübeln, wenn DGE & Co. die (pseudo)wissenschaftlichen Steilvorlagen liefern? Das ist ganz normales Wettbewerbsverhalten in der heutigen Marktwirtschaft.

Welche Ernährungsform auch immer man sich anschaut, Fakt ist: Wer sich zu einer bestimmten Ernährungsideologie bekennt, der muss einen festen Glauben haben, und zwar den Glauben an die «Wirksamkeit», sei es zur Rettung respektive Erhaltung der eigenen Gesundheit oder gleich der ganzen Welt. Denn diesbezügliches Wissen in Form von Belegen existiert: keines.

Es gibt keine Beweise, dass irgendeine Ernährungsform gesünder ist die andere. Ernährungsideologien sind Glaubenssache, für manche gar eine identitätsstiftende Ersatzreligion.

Die Propaganda der Fleischverzichter

Ich mach mir die Welt, wie sie mir gefällt

Nachdem Sie nun Glaubenskrieger der Ernährung, Essensjünger und Ersatzgläubige kennengelernt haben, folgt jetzt ein kurzer Einblick in die doppelmoralistische Propagandamaschinerie der «Fleischverzichter»: Wie wird öffentliche Meinung gemacht?

Veggie-Studien

Vielleicht erinnern Sie sich noch an die Schlagzeile «Fleischkonsum erhöht Sterberisiko». Diese Headline gehört zu einem Online-Text des Vegetarierbunds VEBU, visualisiert mit einem Friedhofsbild, das Grabsteine zeigt, so weit das Auge reicht. Basis dieser «Todesdrohung» war die Beobachtungsstudie EPIC (The European Prospective Investigation into Cancer and Nutrition). Wenn Sie sich nun das Fazit auf S. 39 vor Augen führen, wird schnell klar: Diese Meldung zeigt ein beliebtes Täuschungsmanöver in Sachen Ernährung. Uns wird eine Ursache-Wirkungs-Beziehung vorgegaukelt, die eine Beobachtungsstudie nicht liefern kann. Die Überschrift verdreht demnach bewusst die Aussagen der

Studie, und nicht nur das: Hier wuchern Falschinformationen sowohl im VEBU-Beitrag als auch in der Originalstudie, die seitens der Vegetarier-Redaktion entweder nicht gelesen oder bewusst falsch interpretiert wurde.

Worum geht es konkret? In der Studie wurde die Sterberate mit dem Fleischkonsum korreliert (also verknüpft). Dabei fanden die Autoren weder einen statistisch signifikanten Zusammenhang zwischen dem Verzehr von rotem Fleisch noch von Geflügel mit den Todesfällen. Lediglich für «verarbeitetes Fleisch» will die Studie eine moderate Korrelation mit der Mortalität beobachtet haben, die jedoch bei detaillierter Analyse der Originaldaten fragwürdig erscheint. Im VEBU-Artikel liest sich das dann so: «Es konnte gezeigt werden, dass der Konsum von rotem, insbesondere verarbeitetem Fleisch einen hohen Einfluss auf die Gesamtmortalität hat.» Damit wird dem Leser suggeriert, die Studie habe ergeben, dass Steaks und Hamburger sein Leben nennenswert verkürzen. Doch das stimmt nicht: denn der Studie zufolge hat weder «rotes Fleisch» noch «insbesondere» verarbeitetes Fleisch, sondern wenn überhaupt **nur** verarbeitetes Fleisch einen statistischen Einfluss – und zwar auch nur einen «moderaten» und keinen «hohen», wie der VEBU behauptet. Und der VEBU setzt noch einen drauf: «Nicht nur die Gesamtmortalität erhöhte sich durch den Fleischkonsum, sondern auch das Sterberisiko an Herz-Kreislauf-Erkrankungen und Krebs». Genau das wird aber in der Studie verneint: Kein statistisch signifikanter Zusammenhang von «Rotfleisch» mit Herz-Kreislauf-Erkrankungen und Krebs.

Mehr Geflügel, längeres Leben – oder?

Die EPIC-Autoren stellen sogar fest, dass «Wenig-Geflügel»-Esser früher sterben als «Viel-Geflügel»-Esser. Weiter war die Gesamtsterblichkeit bei den Wenig- bis Kein-Rotfleisch-Essern höher im Vergleich zu nahezu allen anderen Gruppen. Obgleich diese eigentlichen Hauptbotschaften in der Studie nur Randnotizen sind, weil sie nicht ins gerne propagierte Bild des «bösen Fleisches» passen (allein aufgrund der Tatsache, dass sogar die Autoren diese Zusammenhänge unmissverständlich klarstellen), hätten auch die Vegetarier-Lobbyisten der Glaubwürdigkeit und Vollständigkeit halber auf diese Ergebnisse hinweisen müssen. Dafür jedoch resümieren die Autoren dementsprechend eindeutig: **«Es scheint, dass ein geringer, aber nicht ein Null-Fleischkonsum gesundheitsfördernd sein könnte.»** Vielleicht hat der VEBU-Redakteur das auch nur überlesen, was die Frage aufwirft: Wurde die Studie überhaupt sorgfältig analysiert?

Denn selbst der Zusammenhang zwischen verarbeitetem Fleisch und Mortalität ist dubios, da er auf einem verschleierten Rechenkonstrukt basiert. Schaut man sich diese Zahlenspielchen genauer an, findet man beispielsweise folgende Information: der «moderate» Zusammenhang zwischen verarbeitetem Fleisch und Mortalität gilt den Autoren gemäß nur für Männer, nicht aber für Frauen. Bratwurst, Frikadelle und Salami «schaden» demnach nur der männlichen Gesundheit, Frauenkörper hingegen sind immun gegen Schadwurst? Unbeeindruckt von unemanzipierten Killerkoteletts & Co. zeigt sich auch hier ein ähnliches Bild wie bei rotem Fleisch und Geflügel: Männer, die keine oder sehr wenig Wurst essen, segnen früher das Zeitliche als die Mehrverzehrer.

Nimmt man sich die Studie noch näher zur Brust, kommen weitere Tricksereien zutage: unterschiedliche Berechnungsgrundlagen der Sterblichkeit, die statistische Signifikanz der Daten ist vielfach nicht gegeben, mathematische Berechnungslinien sind nicht nachvollziehbar. Und zu guter Letzt sucht man vergeblich nach einer klaren Definition, was die Autoren mit «verarbeitetem Fleisch» eigentlich meinen. So bleibt unklar, ob beispielsweise Chicken-Nuggets Geflügel- oder Verarbeitungsfleisch sind oder für beide Kategorien verwendet wurden. Last but not least: Wäre die Studie professionell, dann hätten die Autoren den Zusammenhang zwischen der Sterblichkeit und dem Gesamtverzehr von Wurst und Fleisch geprüft. Aber genau das ist unterblieben – zumindest haben die Autoren die Ergebnisse nicht mitgeteilt. Denn die Daten zum «Gesamtverzehr» fehlen. Das alles scheint dem VEBU egal: Augen zu und durch, Hauptsache «Fleisch erhöht das Sterberisiko» – und zwar öffentlichkeitswirksam!

Die Doppelmoral der Lobbyisten

Neben dieser vegetarischen Desinformation spiegelt der Vegetarier-Artikel auch die Doppelmoral wider, Studien «al lobby-gusto» ganz unterschiedlich zu bewerten: So hat der VEBU im Februar 2014 eine Studie der Medizinischen Universität Graz massiv angegriffen, die gezeigt hat, dass «Fleischverzichter» mehr Krankheiten aufweisen als Fleischesser: Vegetarier haben häufiger Krebs und mehr Herzinfarkte, leiden wesentlich öfter an Allergien und zeigen mehr psychische Störungen als Viel-Fleischesser. Darüber hinaus ist die Lebensqualität der Vegetarier niedriger und sie benötigen mehr Leistungen des Gesundheitssystems.

Das Bemerkenswerte an der Grazer Studie aber war: Die Autoren postulieren keine Ursache-Wirkungs-Beziehung. Ganz im Gegenteil, es wurde klar und deutlich darauf hingewiesen, dass hier nur Korrelationen vorliegen, für die es keine Erklärung gibt: «Ob die schlechtere Gesundheit der Vegetarier durch deren Ernährung verursacht wird oder ob sie wegen ihres schlechten Gesundheitszustands zu Vegetariern werden, das kann nicht beantwortet werden. Wir können keinen Kausalzusammenhang feststellen, aber gesicherte Erkenntnisse beschreiben», erklärten die Grazer Wissenschaftler. Das alles hinderte VEBU und Konsorten jedoch nicht daran, ein Feuerwerk der öffentlichen Diskreditierung abzubrennen: Die Studie habe Mängel, sei schlecht gemacht und die Ergebnisse seien unbrauchbar. Aus Lobbyistensicht ist das natürlich nachvollziehbar, denn diese österreichische Studie passt nun mal so gar nicht ins Bild des «übergesunden Vegetariers». Und dann das: Nur ein paar Tage nach der VEBU-Graz-Kritik erschien besagte «Fleischkonsum erhöht Sterberisiko»-Fake-Meldung auf der Bildfläche.

Nur der Vollständigkeit halber: Würde man an die Grazer Studie den hier offenbarten VEBU-Lobby-PR-Standard anlegen, so hätte die Headline heißen müssen: «Vegetarische Ernährung erhöht das Risiko für körperliche und geistige Erkrankungen». Und das Bild – passend zur Aussage der Studie – hätte vielleicht eine psychiatrische Anstalt zeigen müssen, denn auch Depressionen und Angststörungen traten (wie schon in der Studie der Universität Hildesheim) bei den Pflanzenköstlern vermehrt auf.

Andere Ernährung, gleiche Sterblichkeit

Nur am Rande sei erwähnt: Die EPIC-Oxford-Analyse hatte bereits ergeben, dass sich Vegetarier und Fleischesser in puncto Gesamtmortalität nicht unterscheiden – ein glaubwürdiges Ergebnis, das Ende 2014 im *International Journal of Cardiology* bestätigt wurde: Die Metaanalyse von acht Studien mit mehr als 183 000 Teilnehmern zeigte keinen Unterschied der Sterblichkeit von Vegetariern und Allesessern. Nur in Untersuchungen mit religiösen Minderheiten lebten Vegetarier ein wenig länger. Die Ursache dafür sahen die Studienleiter jedoch gerade *nicht* in der Ernährung, sondern in unbekannten Lebensstilfaktoren der Strenggläubigen. Darüber hinaus ergab diese Studie, die unter Leitung der University of Manchester durchgeführt wurde: Vegetarische Ernährung zeigt weder einen Einfluss auf Hirndurchblutungsstörungen noch auf koronare Herzkrankheiten (KHK). Dieses Ergebnis wurde fast zeitgleich durch eine weitere internationale Studie unter Beteiligung der Universität Würzburg bestätigt: Es ist kein Zusammenhang zwischen KHK und Nahrungseiweiß erkennbar (weder insgesamt noch differenziert nach tierischer oder vegetarischer Proteinquelle). Ob man also Fleisch, Fisch, Milch oder Gemüse, Nüsse und Eier isst, hat demnach keinen Einfluss auf Herzkrankheiten. Interessanterweise ergab die Würzburger Eiweiß-Studie ein niedrigeres KHK-Risiko bei hohem Geflügelfleisch-Verzehr, was jedoch ebenfalls «mit Vorsicht interpretiert werden muss», wie die Autoren betonen ...

Grundsätzlich gilt: All diese ernährungsideologischen Diskussionen, «welche Essweise ist gesünder und lässt länger leben?», sind wie der Streit um des Kaisers Bart – belanglos.

Veganer-Mythen

Noch vehementer als die Vegetarier glauben die Veganer an die omnipotenten Wirkungen ihrer «Pflanzenkost pur». In den Jahren 2013 und 2014 konnte man den Eindruck gewinnen, Heerschaaren hipper Großstädter hätten den Verstand aus- und den heilsbringenden Heiligenschein angeschaltet. Daher folgt nun eine kurze Entmystifizierung der gängigen Vielversprechungen, mit denen findige Vegan-Verkäufer zahlreiche Menschen auf der Suche nach sich selbst ködern. Und dabei verfolgen die Missionierer meist nur ein Ziel: verkaufen, verkaufen und (für dumm) verkaufen.

Veganer-Mythos 1:
Vegane Ernährung macht schlank

Inzwischen ist fast jeder Frau bekannt, dass die üblichen Diäten dicker statt schlank machen (siehe auch S. 101 ff.). In dieses «Diät-Vakuum» stößt nun die vegane Szene und propagiert Veganismus als Schlankmacher. Aber: Vegane Ernährung macht genauso wenig schlank wie Fleischkost. Was beim Abnehmen zählt, das ist allein die negative Kalorienbilanz, also weniger Energie aufzunehmen als zu verbrauchen. Wie man den Körper in diesen Mangelzustand treibt, das interessiert nicht. Das beste Beispiel ist die absolut antivegane Atkins-Diät: Fleisch, Fleisch und noch mal Fleisch. Dazu Milch, Käse, Sahne und alles, was das Herz und der Bauch begehren – nur keine Kohlehydrate. Die Atkins-Esser nehmen ab und zeigen sogar verbesserte Blutwerte. Die Gretchenfrage bei allen Abnehmversuchen ist: Wie lange hält man die Diätkost durch, und wie lange hält man das reduzierte Gewicht? Vegan oder nicht vegan, das ist hier – eben nicht – die Frage! Fakt ist: Nicht die vegane Ernährung macht schlank, sondern die negative Energiebilanz!

Veganer-Mythos 2: Vegan ist gesund

Man kommt kaum noch dran vorbei: Veganer sind viel gesünder als Fleischesser und sie leben länger! Bevor man diese «Heilsbotschaft» kritisch hinterfragt, sollte man sich zuallererst Folgendes fragen:

Wie kann eine Ernährung gesund sein ...

... bei der man höllisch aufpassen muss, keinen Mangel an Eiweiß, Eisen, Kalzium, Jod, Zink, B-Vitaminen (besonders B_{12}) und essenziellen Fettsäuren zu erleiden?

... von der etliche Fachorganisationen bei Säuglingen, kleinen Kindern, Schwangeren, Stillenden, Kranken und Senioren abraten?

... bei der man zwingend Vitamin B_{12}-Pillen schlucken muss, da sonst unheilbare Nervenschäden drohen?

Sollten Sie sich jetzt fragen: Aber gibt es nicht zahlreiche Studien, die zeigen, wie gesund vegane Ernährung ist?, dann lautet die Antwort: Nein, die gibt es nicht. Auch wenn in manchen Studien beobachtet wurde, dass Veganer gesünder seien und länger lebten – die Gründe, warum das so war, sind vollkommen unbekannt. Ob es nun an der Ernährung oder dem Verzicht auf Sex, Drugs and Rock'n'Roll lag, oder an unbekannten (Ab-)Gründen veganen Lebensstils – kein Mensch weiß es. Wie in der Ernährungsforschung üblich, gibt es natürlich auch Studien, die genau das Gegenteil von gesund zeigen: Veganer haben häufig ein erhöhtes Thrombose- und Gefäßverkalkungsrisiko. Auch hier gilt das gleiche Credo der Ursachenforschung.

Fakt ist: Vegane Ernährung als «gesund» zu bezeichnen, entbehrt jeglicher Grundlage. Hinzu kommt, dass Kinder, Schwangere und Senioren bitte nicht vegan essen sollen, damit sie keinen Nährstoffmangel erleiden!

Übrigens: Vegane Ernährung erscheint auch nicht gesund im Sinne von natürlicher Ernährung, denn rein physiologisch betrachtet weist der menschliche Verdauungstrakt auf eine humane Allesfresser-Spezies hin: So beträgt die Darmlänge vegan-vegetarischer Tiere wie Rinder oder Schafe ungefähr das 20-Fache der Körperlänge (wegen der vermehrten Verdauungsarbeit, die für pflanzliche Kost aufgewendet werden muss). Bei reinen Fleischfressern (Hunden, Löwen) ist der Darm nur um den Faktor 3 länger. Und wir Menschen zeigen einen Allesfresser-Mittelwert, denn wir haben einen 6-mal so langen Darm.

Veganer-Mythos 3:
Vegan ist männlich

Falsch. Bei fleischfreien Kostformen dominieren die Frauen: mehr als doppelt so viele Frauen wie Männer sind Vegetarier – so die Schätzungen, die jedoch je nach Institut unterschiedlich ausfallen, und das besonders bei Veganern, die weniger als 0,5 Prozent der Bevölkerung ausmachen sollen; Männeranteil unbekannt. Aber diese «Vegmen» sollten bei den folgenden Ergebnisse die Ohren spitzen: Veganer haben von allen Essern die höchsten Harnsäurespiegel, und ein hoher Harnsäurespiegel wird nicht nur mit der Entwicklung von erhöhten Werten bei Blutdruck, Blutfetten und Blutzucker sowie Bauchfett (metabolisches Syndrom) in Verbindung gebracht, sondern gilt auch als unabhängiger «Prädiktor für erektile Dysfunktion», also als ein eigener Vorhersagefaktor für Erektionsstörungen (das Risiko lag bei hohen Harnsäurespiegeln fast sechsmal so hoch wie bei niedrigen Werten). Ein Grund für die hohen Harnsäurewerte könnte der bei Veganern gesteigerte Verzehr der Eiweißpflanzen Linsen und Erbsen sein, denn diese Hülsenfrüchte enthalten viele Purine, bei deren Abbau Harnsäure entsteht. Und dieser «Befund» steht nicht allein da: Ende 2014 zeigten gleich zwei Untersuchungen, dass bei Männern, die auf Fleisch verzichten (Loma Linda University) oder viel Obst und Gemüse essen (Harvard School of Public Health), sowohl Anzahl als auch Beweglichkeit der Spermien geringer waren. Als Ursache vermuten die Forscher Phytoöstrogene in Soja. Wenn Mann also viel Soja futtert, tragen eventuell auch diese östrogenartigen Inhaltsstoffe mit weiblicher Geschlechtshormonwirkung ihren Teil zur potenziellen VED («Vegane erektile Dysfunktion») bei. Auch das ist natürlich reine Spekulation, die einer wissenschaftlichen Überprüfung mit harten Fakten (noch) nicht Stand hält.

Grundsätzlich weiß man relativ wenig über Veganer, und zwar einfach deshalb, weil es so wenige davon gibt. Die meisten Veganer sind Marktforschungen zufolge junge, weibliche Hipster in Großstädten, die aus Lifestylegründen auf tierische Produkte verzichten. Das wirft die Fragen auf: Warum existiert kaum tierfreies Ernährungsleben auf dem Land, und gibt es eigentlich Veganer-Senioren? Aufgrund dieses Randgruppencharakters werden bei vielen Studien die wenigen Veganer mit in andere Gruppen gesteckt – wie beispielsweise beim Nationalen Ernährungsmonitoring 2012 der Deutschen Gesellschaft für Ernährung (DGE) und des Max-Rubner-Instituts (MRI), wo Veganer und Vegetarier als gemeinsame Gruppe 2 Prozent der Bevölkerung ausmachten.

Fakt ist: Niemand weiß, wie viel (oder besser: wenig) Veganer es insgesamt gibt. Tendenziell sind aber eher Frauen einer fleischlosen Ernährung zugeneigt.

Veganer-Mythos 4:
Vegan macht glücklich!

Wenn ein Mensch sich zu einer radikalen Änderung seines Lebens entschließt, liegt dem eine große Unzufriedenheit zugrunde. Mit dem Entschluss, sein Leben umzukrempeln und dabei künftig auch auf alle tierischen Lebensmittel zu verzichten, ändern sich meist auch weitere Lebensgewohnheiten wie z.B. weniger «hungerfreies Essen» aus Kummer, Langeweile, oder Frust («Emotional Eating») und mehr Bewegung, und wahrscheinlich werden auch andere Lebenslaster abgestellt oder reduziert. Wenn aus diesem Konglomerat an Korrekturen ein neues Glücksgefühl erwächst, dann spiegelt das meist den gesamten Lebenswandel wider. Allein die Tatsache, etwas Grundlegendes geändert zu haben, kann bereits ein Gefühl des Stolzes und der Freude hervorrufen. Wenn dazu noch ein paar Pfunde purzeln (siehe Veganer-Mythos 1), wird der Glücksbringerfokus nur allzu gerne auf die Ernährungsumstellung gelenkt. Die fundamentale Lifestyle-Modifikation wäre in ihrer Gänze sicher auch mit gelegentlich Fisch, Käse oder Fleisch auf dem Teller geglückt.

Fakt ist: Veganes Essen macht nicht glücklich – der über

den Tellerrand hinausreichende Lebenswandel jedoch kann ein Gefühl des Glücks erzeugen.

Veganer-Mythos 5:
Veganes Essen schützt die Umwelt

Die These lautet: Weniger Tierisches essen bedeutet weniger Viehzucht – und das ist gut fürs Klima und die Umwelt, denn Tierhaltung steht für Vegetarier primär für «Waldrodung, Wasserverschwendung, CO_2/Treibhausgas-Belastung, Luft- und Bodenverschmutzung». So weit die fleischfreien Erdrettungsvisionen. Doch diese These hakt an diversen Stellen: Laut Daten der Welternährungsorganisation FAO kann etwa 60 Prozent der landwirtschaftlichen Nutzfläche ausschließlich für Tierzucht genutzt werden. Würden die Menschen keine tierischen Lebensmittel mehr verzehren, müssten demnach riesige Flächen neues Agrarland entstehen, um pflanzliche Lebensmittel anzubauen, die diese Energielücke schließen. Neue Flächen bedeutet: Die Tiere, die dort leben, müssen weg – oder sie sterben bei der Ernte (Mäuse, Kaninchen, Feldhamster, Igel, Insekten ...).

Hinzu kommt: Viel Edelgemüse wie Tomaten, Salat, Gurken, Zucchini, Auberginen, Spargel und mehr liefern nahezu null Kalorien, aber der Anbau verbraucht jede Menge Wasser, Dünger und Pestizide. Die Klimabilanz sieht bei weniger Fleisch demnach auch nicht gerade rosig aus. Ergo: Veganes Gemüse ist der reine Luxus zu Lasten der Natur. Hochbrisant würde es auch für den Bio-Landbau: Ohne Kühe und Co. kein Naturdünger. In der veganen Welt gäbe es nur noch Bio mit Kunstdünger.

Fakt ist: Keiner weiß, wie sich unser Planet entwickeln

würde, wenn Veganismus zur Ernährungsmaxime würde – es könnte gar gefährlich werden für Mutter Natur und das globale Klima.

Veganer-Mythos 6:
Vegan macht Sixpack

Wem gesund, schlank und Weltrettung nicht reicht, der glaubt auch gerne noch daran, dass ein durchtrainierter Körper mit veganem Essen zusammenhängt. Doch das ist völliger Nonsens. Hier ist nur eines wichtig: Training, Training und noch mal Training, gerade wenn es um das Sixpack geht, dem es völlig egal ist, was sein Erbauer isst.

Auch bei den vielen Vorher-Nachher-Poser-Postings sollte eines klar sein: Mit veganer Kost hat die Verwandlung von Speckman zu Sixpackman nichts zu tun. Denn wenn der Poser jede Woche ein Butterbrot (Vollkorn natürlich!) mit je einer Scheibe Appenzeller und Parmaschinken gegessen hätte, wäre er weder Vegetarier noch Veganer und er würde auch genauso aussehen, denn das Training ist der entscheidende Faktor, nicht aber vegane Phantastereien.

Fakt ist: Das Sixpack kommt mit oder ohne Fleisch auf dem Teller zum Vorschein – vorausgesetzt, man trainiert hart, viel und richtig.

Veganer-Maxime:
Kaufen, Kaufen, Kaufen!

Die gesammelten veganen Mythen dienen nur einem Zweck: den Menschen vegane Ernährung als gesund und darüber hinaus auch noch als gut für die Welt zu verkaufen, um damit das Sammelsurium veganer Produkte darzustellen: Bücher, Pillen, Gemüsehobel, Hautscanner (für kommende Hypochonder oder Orthorektiker), Spezialzutaten, Gesundheitstees, Fleischimitate, vegane Lebensmittel («schlechter als ihr Ruf und voll mit Zusatzstoffen», so die Verbraucherzentrale Hamburg) und weitere überteuerte Produkte des veganen Kommerzes.

Weiterhin bleibt abzuwarten, ob und wann die vegane (Geld-)Welle dazu führt, dass auch die vielen anderen Spezialesser Blut lecken und pekuniäre Begehrlichkeiten geweckt werden bei Flexitariern, Freeganern, Lacto-Vegetariern, Ovo-Vegetariern, Ovo-Lacto-Vegetariern, Frutariern, Pescetariern etc. ...

Bevor wir nun die Pflanzenköstler verlassen und uns der Fleischeslust widmen, lassen wir abschließend nochmals den FAZ-Feuilletonisten und anschließend einen promovierten Philosophen von *Cicero*, dem Magazin für politische Kultur, zu Worte kommen:

«Es darf nicht sein, dass sich Vegetarismus oder Veganismus selbst zu einem Katechismus, einer Welterrettungslehre überhöhen. Sie sind in erster Linie Ernährungsstile, die allerdings einer fortgesetzten Selbsttäuschung unterliegen: Der freiwillige Verzicht wird mit einer fast schon zwanghaften Ersatzsuche kompensiert.» (*FAZ*, 2014)

«Vegetarismus und seine Extremform Veganismus versuchen den Genuss zu moralisieren. Im Grunde ist der Veganismus nichts anderes als eine besonders bizarre Mischung aus Wohlstandsdekadenz und Hypermoralismus. Dass sie im Alltag keine Rolle spielt, stimmt daher hoffnungsfroh. Selbst optimistische Studien kommen auf bestenfalls 0,5 Prozent Veganer.» (*Cicero*, 2014)

Das letzte Wort hat Ernährungspsychologe Professor Christoph Klotter von der Hochschule Fulda, der in einem *FAZ*-Beitrag im Februar 2015 resümierte: «Es geht beim ‹besseren› Essen oft in erster Linie um Identitätsbildung, Abgrenzung und Moral. Wer sagt: ‹Ich lebe vegan›, meint damit nicht selten: Spießig seid nur ihr anderen.» Amen.

FAZIT Vegetarische und vegane Ernährung sind Moden, die mehr der Profilierung der Persönlichkeit als der Gesundheit dienen – und bei denen «Heilsbringer»-Wirkungen unters Volk gebracht werden, angesichts derer sich Baron von Münchhausen vor Wonne im Grabe wälzt.

Wer glaubt, sich mit Pflanzenkost gesund zu essen, der verschenkt seinen Glauben nicht nur einer Ideologie, die auf Mythen und Märchen basiert, sondern läuft sogar Gefahr, Essstörungen zu entwickeln.

Wer aber rein aus ethisch-moralischen Motiven wie «Ich will nicht, dass für mich ein Tier stirbt» oder «Ich unterstütze keine Massentierhaltung» auf Fleisch verzichtet, der hat einen nachvollziehbaren Grund.

Interessant: Mehr als 80 Prozent aller Vegetarier und über 70 Prozent der Veganer essen irgendwann wieder Fleisch (Umfrage der Non-Profit-Organisation Human Research Council, Dez. 2014). Und mehr als 80 Prozent der Deutschen erachten den Verzehr von Fleisch und Wurst als «selbstverständlich und naturbewusst» und wollen «unter keinen Umständen» auf diesen Genuss verzichten (GfK-Umfrage, 2013, repräsentativ, 3 Prozent Vegetarier). Diesem «nutritiv-essenziellen» Stellenwert entsprechen die Ergebnisse einer weiteren repräsentativen GfK-Umfrage vom April 2015: Fast die Hälfte aller Befragten «müssen» einmal am Tag entweder Fleisch oder Wurst essen. Bestätigt hat diese Daten der offizielle «Ernährungsreport 2016» des Bundesministeriums für Ernährung und Landwirtschaft (BMEL) im Januar 2016: Die Lieblingsessen der Deutschen sind Fleischgerichte – insgesamt 72 Prozent antworteten «ungestützt», also frei und ohne Vorgabe der Antworten, dass Rouladen, Braten oder Hühnchen eines der drei Gerichte sind, die sie besonders gerne essen. Mit 35 Prozent liegen Nudelgerichte auf Platz 2, es folgen Gemüse- und Kartoffelgerichte mit jeweils 18 Prozent. So is(s)t Deutschland. Das ist die Realität auf dem Teller.

Die bösen Buben

Freispruch für die Fleischeslust

Fleisch ist böse – und wer Fleisch isst, auch. So denken zumindest viele Tierliebhaber, die Steak, Wurst und Schnitzel für die Wurzel körperlichen Übels halten. Dabei haben sie besonders die roten Sorten auf dem Kieker. Am Rande erwähnt: Eine wissenschaftlich exakte und international einheitliche Definition von rotem und weißem Fleisch existiert nicht. Ob Straußenfleisch beispielsweise zu weißem (Geflügel) oder rotem (Farbe) Fleisch gezählt wird, obliegt dem Gusto der Forscher. Ein Schnitzel ist zwar eher weiß als rot, gehört aber meist zu Rotfleisch. Bei einer Weißwurst sehen die Wissenschaftler ebenfalls rot, das muss man erst einmal verarbeiten. Wo fängt die Fleischverarbeitung an, wo hört sie auf? Auch das entscheidet die Willkür der Wissenschaftler.

Reden wir nicht lange um den heißen Brei herum: So wie beim Obst und Gemüse kein Beweis dafür existiert, dass es der Gesundheit nützt, so liegt auch für den Fleischkonsum kein wissenschaftlicher Beleg vor, dass er schadet. Wenn überhaupt, so haben die Studien auch hier nur Korrelationen ergeben, beispielsweise, Sie erinnern sich: Wurst «erhöht» das Diabetesrisiko.

Wie aber soll die Wurst zuckerkrank machen? Es könnten Begleitstoffe schuld sein, eventuell gibt es auch andere potenzielle Ursachen, die jedoch noch weiter erforscht werden müssen. Das ist übrigens der Lieblingssatz, mit dem alle Ernährungsstudien enden: «Da noch andere, unbekannte Gründe für die entdeckten Zusammenhänge verantwortlich sein können, sind weitere Forschungen nötig.» Weitere Forschungen, immer weiter. So machen die Studienleiter stets gebetsmühlenartig darauf aufmerksam, dass ohne weitere Forschungsgelder alles Ernährungswissen vage bleibt. Unter uns: Das wird auch so bleiben.

Fleisch ist nicht «böse»

Ein weiteres ungeschriebenes Gesetz der Ernährungsforschung lautet: «Zu jeder Studie gibt es eine Gegenstudie.» Das gilt natürlich auch für das «böse» Fleisch. So hat Anfang 2014 die Universität Graz herausgefunden, dass Vielfleischesser **weniger** körperliche und psychische Krankheiten haben als Vegetarier – das ist der Umkehrschluss der Aussagen aus dem Kapitel zu Vegetarismus und Veganismus. Und zwei unabhängige Meta-Analysen (Universität Cambridge 2014, 72 Studien) und im *British Medical Journal* (2015, 73 Studien) ergaben kurz darauf: Tierische Fette (gesättigte Fettsäuren) haben **keinen** Einfluss auf Herzkrankheiten und Sterblichkeit. Damit bestätigten die Forscher eine vorherige Auswertung von 57 Studien: Es ist **kein** Zusammenhang (Korrelation) zwischen Fleischverzehr und Herz-Kreislauf-Erkrankungen erkennbar. Darüber hinaus mahnte ein Kardiologe im renommierten *British Medical Journal* (*BMJ*), dass der Mythos von gesättigten Fetten (aus Fleisch) als Verursacher von Herz-Kreislauf-Erkrankungen «zerstört» werden müsse. Blicken wir noch kurz nach unten, vom Herz zum Darm. Auch hier hat die Wissenschaft Mitte 2015 klare Erkenntnisse vorgelegt: Rotes Fleisch ist **kein** Risikofaktor für Darmkrebs (Meta-Analyse von 27 ökotrophologischen «Goldstandard-Studien» [prospektive Kohortenstudien], *Journal of the American College of Nutrition*). Interessanterweise ergab 2009 die Analyse der wichtigsten Ernährungsstudie EPIC (Oxford): Vegetarier haben häufiger Darmkrebs als Fleischesser ...

Und zur Erinnerung: die bereits erwähnte EPIC-Studie zeigte auch, dass nicht die Fleischverächter am längsten leben, sondern die moderaten Fleischesser. Dazu passt ein Blick auf den Fleischverzehr in Europa: In Ländern mit der gern als gesund gepriesenen mediterranen Ernährung wird weit mehr Fleisch gegessen als in Deutschland. Sowohl Italiener als auch Spanier verzehren mehr Fleisch als wir Deutsche – und alle leben länger als wir. Spanier haben gar die höchste Lebenserwartung in ganz Europa. Ein Grund könnte sein, dass in den Mittelmeerregionen deutlich weniger Menschen an Herz-Kreislauf-Erkrankungen sterben als im übrigen Europa (Eurostat-Jahrbuch 2012). Auch interessant: In Deutschland liegt das Risiko, nach einem Herzinfarkt zu sterben, um 300 Prozent höher als in Dänemark, einem Land mit einer der niedrigsten Herz-Kreislauf-Sterberaten europaweit. Und: Die Dänen sind Europas Spitzenreiter beim Fleischverzehr (fast 15 kg pro Kopf und Jahr mehr als die Deutschen). Ob hier ein Zusammenhang zwischen niedriger Sterblichkeit und höchstem Fleischverzehr besteht?

Frauen: Weniger Fleisch, mehr Herztod

Jetzt wird's kurios: Gemäß Untersuchungen des Robert-Koch-Instituts essen doppelt so viele Frauen wie Männer 5-mal am Tag «herzschützendes» Obst und Gemüse. Gemäß Daten der Deutschen Hochdruckliga aus dem Dezember 2014 sind Frauen häufiger von Herz-Kreislauf-Tod betroffen als Männer; beispielsweise sterben Frauen dreimal häufiger als Männer an den Spätfolgen von Bluthochdruck. Bereits dem Herzbericht 2013 zufolge sterben Frauen um 61,5 Prozent öfter an Herzklappenkrankheiten, um 55 Prozent häufiger an Herzrhythmusstörungen und doppelt so oft an Herzinsuffizienz wie Männer. Auch weil diese hohen Quoten «nicht ohne weiteres zu erklären sind» (unisono Prof. Dr. Christian Hamm, Präsident Deutsche Gesellschaft für Kardiologie, und Prof. Dr. Thomas Meinertz, Vorstandsvorsitzender der Deutschen Herzstiftung), ist ein kausaler Zusammenhang dieser frei konstruierten Korrelation natürlich nicht belegbar. Mag der Unterschied damit zusammenhängen, dass Männer doppelt so viel Fleisch und Wurst essen wie Frauen (12. Ernährungsbericht der DGE, 2012)?

Ebenfalls hilfreich, um bei Tischdiskussionen mit Rundumwissen zu punkten: Obst und Gemüse, frisch oder verarbeitet, macht bei mikrobiell bedingten Lebensmittelvergiftungen – dem größten Risiko, beim alltäglichen Essen zu erkranken – einen immer größeren Teil aus (aid e.V.). Und bei vielen Äpfeln, Birnen und Trauben können die zugelassenen Pestizidbelastungen noch immer die Gesundheit besonders von Kindern belasten (Greenpeace). So war in einer Untersuchung von *Öko-Test* knapp die Hälfte der Tomaten,

Gurken, Zucchini, Paprika und Erdbeeren mit Perchlorat belastet, einer Chemikalie, die die Schilddrüse schwächen kann. Und das hat selbst die Öko-Testler verwundert: «Die höchste Menge Perchlorat wurde ausgerechnet in einer Probe Bio-Tomaten gefunden.» Nun, dieser kleine «Ausflug ins Reich der Verunreinigungen» soll keine Angst vor Obst und Gemüse schüren, denn was man hierzulande kaufen kann, macht sicher nicht krank. Diese offiziellen Warnmeldungen bekannter Institutionen sollen einfach nur ein wenig dafür sensibilisieren, dass man zu allen Lebensmittelgruppen gute und schlechte Auswahlkriterien findet, wenn der eigene ideologiefreie Blick ein 360-Grad-Screening aller verfügbaren Literatur erlaubt.

Zum Abschluss dieses Kapitels blicken wir kurz in die Vergangenheit auf die prähistorische Speisekarte unserer Vorfahren: Die engsten Verwandten des Homo sapiens, die Neandertaler, verzehrten hauptsächlich Fleisch, ergänzt um pflanzliche Lebensmittel. Und diese Vorliebe für Fleisch hat höchstwahrscheinlich auch den Aufstieg der Frühmenschen begünstigt, wie 2012 eine Studie im naturwissenschaftlichen Fachmagazin *Nature* bekräftigte: Die ersten Vertreter der Gattung homo aßen wohl mehr Fleisch als ihre «Erd-Mitbewohner» anderer Gattungen, was ihnen einen evolutionsbiologischen Vorteil verschaffte. Kurzum: Fleisch ist ein natürliches Grundnahrungsmittel unserer Spezies, dessen gesundheitsapostolische Verteufelung absolut absurd ist. So sehen es auch fast 90 Prozent der Teilnehmer einer Meinungsumfrage im Auftrag von Deutschlands größter Gesundheitszeitschrift: «Es ist naturbedingt und selbstverständlich, dass Menschen Fleisch essen.» (*Apotheken-Umschau*, 2012)

FAZIT Es gibt keine wissenschaftliche Grundlage dafür, dass weniger Fleischverzehr mehr Gesundheit bringt. Ein längeres Leben haben die fleischfreien Esser auch nicht. Ganz im Gegenteil – moderate Fleischgenießer leben am längsten.

Und für alle Sommerleser dieses Buchs folgt nachfolgend noch ein saisonaler Hinweis, der immer wieder zu Diskussionen am Grill führt: Ist zu dunkel geratenes **Grillfleisch** wirklich krebserregend? Aufmerksame Leser antizipieren die Antwort bereits:

Es gibt keinen wissenschaftlichen Beweis, dass der Genuss von dunkel gegrilltem Fleisch jemals Krebs verursacht oder gefördert hat. Krebs ist eine «individuell-multifaktorielle» Erkrankung – das heißt, Krebs entsteht stets aus dem Zusammenspiel einer Vielzahl individueller Lebensstilfaktoren. Fakt ist: Auch wenn beim Grillen grundsätzlich gesundheitsschädliche Substanzen entstehen können, so heißt das noch lange nicht, dass diese Stoffe die Gesundheit auch tatsächlich schädigen. Die Dosis macht das Gift, und gelegentliches Sommergrillen ist sicher nicht giftig. Außerdem ist unser Geschmack ein guter Gesundheitsindikator: Wenn Fleisch zu schwarz angekohlt oder verkokelt ist, dann schmeckt es einfach nicht mehr, der Körper lehnt es ab. Ansonsten ist der Bräunungs- und Krossheitsgrad natürlich Geschmackssache. Wer in der schönen Jahreszeit also gerne grillt und nicht täglich mehrere angekokelte Bratwürste vertilgt, der sollte sich über die Gesundheitsgefahr am Grillrost keine Gedanken machen, sondern sein gegrilltes Steak mit echtem Hunger und allen Sinnen genießen – denn das liefert gesunde Gefühle der Befriedigung.

Darüber hinaus wird gerne davon abgeraten, Kassler und andere gepökelten Fleischsorten auf den Grill zu werfen, weil beim Grillen von Pökelfleisch Nitrosamine entstehen können, die als krebserregend gelten. Doch auch hier: Nichts wird so heiß gegessen, wie es gekocht wird. Das heißt, wer sich gelegentlich ein Stück Kassler grillen will, weil es ihm so lecker schmeckt, der muss sicher nicht gleich an «Krebs vom Grill» denken. Die wissenschaftliche Literatur hat bis dato keinen Beweis geliefert, dass eine Krebserkrankung auch nur annähernd auf den Verzehr von gegrilltem Pökelfleisch zurückzuführen war. Ergo: Lust, Vorfreude und Entspannung am Grill führt zu gesundem Genuss!

Prügelknaben Salz und Zucker

Sie wissen jetzt schon, was folgt, also machen wir es kurz: Es gibt keine Beweise, dass Zucker krank, schlank, dick, dünn oder gar süchtig «wie Kokain» macht. Bei Letzterem muss man ernsthaft bezweifeln, ob die Forscher, die das noch behaupten, selbst klar im Kopf waren. Weiter fehlen wissenschaftliche Belege, dass Salz für Bluthochdruck oder sonstige Krankheiten verantwortlich ist oder diese beschleunigt. Nutzen wir daher Salz und Zucker, um ein Aufklärungsprojekt des Europäischen Instituts für Lebensmittel- und Ernährungswissenschaften (EU.L.E. e.V.) vorzustellen:

Der regelmäßig erscheinende **«Ernährungsunsinn des Monats»** ist ein Online-Newsletter für Journalisten, Ökotrophologen und alle, die sich für einen schonungslos-kritischen Blick hinter die Kulissen der ökotrophologischen Meinungsmacher-Maschinerie interessieren. Das Ziel ist,

Ernährungsunsinn zu entlarven, der auf grob fahrlässiger Ernährungs-PR von Universitäten und Instituten basiert, die den Medien bewusst Fehlinformationen lancieren und damit der Öffentlichkeit und den Bürgern Ernährungsideologien unterjubeln wollen. Und da dürfen natürlich auch Meldungen zum «gefährlichen Zucker» und «krankmachenden Salz» nicht fehlen.

Versalzene Headlines

«Weniger Kochsalz schützt vor Herzschwäche», war im August 2013 in zahlreichen Medien zu lesen. Diese Meldungen basierten wie so oft auf der gleichlautenden Überschrift einer PR-Meldung, in der Vermutungen aus Beobachtungsstudien umformuliert wurden. Und warum das alles? Ganz einfach: Die Verfasser dieser und vergleichbarer Pressemeldungen wollen den Redaktionen prinzipiell nichtssagende Instituts-PR schmackhaft machen, damit die Zeitungen ihre PR veröffentlichen; denn das bringt Öffentlichkeit, Aufmerksamkeit und Reputation: man bleibt gehört und deshalb wichtig. Das Perfide daran: Der PR-Text selbst machte mit zahlreichen Relativierungen und Konjunktiven wie «deuten darauf hin», «könnte» und «vermutlich» klar, dass (wieder einmal) kein Beweis für einen Herz-Schutzeffekt durch weniger Salzkonsum vorliegt. Und schaut man sich die Studie genauer an, auf die sich die Artikel stützen, bestätigen die Originaldaten eben genau das. Der «Ernährungsunsinn» resümierte: Es ist normal, dass Headlines von PR-Meldungen die Nachricht in zugespitzter Form darbieten, denn mit Konjunktiven lockt man keine Journalisten und diese keine Leser. Genauso üblich ist es, dass in der Ernährungsforschung meist nur spekuliert werden kann. Jedoch sollten die zugrundeliegenden Fakten die spekulativen, Kausalität suggerierenden Lock- oder Schock-Headlines ad absurdum führen! Um genau auf diese Missstände aufmerksam zu machen, haben der wissenschaftliche Leiter des Europäischen Instituts für Lebensmittel- und Ernährungswissenschaften Udo Pollmer und der Autor dieses Buchs den «Ernährungsunsinn des Monats» ins Leben gerufen.

Ohne Salz sterben wir!

Zur Abrundung des Salzgeschmäckles sei an die Blutdruck-Studien der DGE, DASH und IQWiG erinnert (siehe S. 53). Ergänzend dazu folgen nun noch ein paar Erkenntnisse der jüngeren Forschung: Niemand weiß, wie viel Salz für einen Menschen gesund oder ungesund ist. Es gibt keinen Nachweis, dass salzarme Ernährung einen Nutzen für die Gesundheit liefert, ganz im Gegenteil: Salzreduktion kann gefährlich werden, besonders für Bluthochdruck- und herzkranke Patienten (je weniger Salzkonsum, desto höher die Sterblichkeit). Die Wissenschaft weiß nicht, ob und bei wem sich ein erhöhter Salzkonsum negativ auf den Blutdruck auswirkt. Der geringe Zusammenhang zwischen Blutdruck und Salzkonsum ist für gesunde Menschen völlig irrelevant. Und ein Zusammenhang zwischen salzarmer Kost und dem Rückgang von Herz-Kreislauf-Erkrankungen ist nicht belegt. Das US-amerikanische *Institut of Medicine* warnt vor einer zu strengen Kochsalzrestriktion, wie ihn medizinische Fachgesellschaften fordern, weil die wissenschaftliche Beweislage unzureichend ist. Außerdem birgt die niedrige Salzzufuhr bei bestimmten Bevölkerungsgruppen eine Gefahr für die

Gesundheit. Im Sommer 2014 beglückten im renommierten *New England Journal of Medicine* gleich drei Salz-Studien auf einmal die Ernährungswelt, und Anfang 2015 folgte eine weitere Studie im *JAMA* – unisono mit folgendem Fazit: Sowohl zu viel als auch zu wenig Salz kann das Risiko für Todesfälle und Herz-Kreislauf-Erkrankungen erhöhen. Und solange keine seriösen klinischen Studien vorliegen, sollte man den Menschen *nicht* empfehlen, weniger Salz zu verzehren. Ein interessantes Randergebnis dieser Studien war: Fast alle Menschen auf der Welt (99,2 Prozent) essen zu viel Salz. Da drängt sich eher die Vermutung auf, dass die Richtwerte zur Salzzufuhr lebensfremd sind und mit der Wirklichkeit nichts zu tun haben. Um es klar zu sagen: Klarheit und gesichertes Wissen liefert nur eine randomisierte klinische Studie, in der drei Gruppen von Menschen mindestens 10 bis 15 Jahre lang medizinisch beobachtet werden – Viel-Salz-Esser, Normal-Salzer und Wenig-Salz-Konsumenten. Doch solche Studien bleiben Utopie. Es bleibt Unwissenheit.

Wissen sollte man aber, dass Salz lebenswichtig und essenziell ist. Unser Körper ist auf die Zufuhr von außen angewiesen. Nehmen wir dauerhaft zu wenig Salz zu uns, droht Lebensgefahr. Umgekehrt ist eine schwerwiegende Überdosierung kaum möglich. Erstens hindert uns unser Geschmack daran, extrem versalzene Kost zu essen. Und zweitens bekommen wir bei sehr salzhaltiger Kost stärkeren Durst, sodass wir mehr trinken und der Körper das überflüssige Salz ausspülen kann. Im Alter jedoch lagert der Körper mehr Salz in den Zellen ein, wenn wir genug davon verzehren. Das könnte Forschungen des Universitätsklinikums Erlangen zufolge vor Infektionen schützen. Aber nun genug von gesalzener Forschung.

Zuckersüßer Prügelknabe
verbitterter Ideologen

Nun zum Zucker, der inzwischen als Verursacher für ein ganzes Krankheitsarsenal herhalten muss: Diabetes, Adipositas, ADHS, Krebs, und süchtig wie Kokain soll er ja auch noch machen. Und jüngst erweiterte sich das Schadspektrum des «süßen Gifts» noch um weitere Krankheiten: «Zucker erhöht Gefahr für Herzerkrankungen», war im Februar 2014 allerorten zu lesen. Basis dieser Angstmachermeldungen war wiederum eine Beobachtungsstudie, lanciert von der US-Gesundheitsbehörde CDC. Bemerkenswert daran ist, dass die gesamte Studie ein Paradebeispiel für zurechtgebogene Ernährungspropaganda darstellt. Der «Ernährungsunsinn des Monats» legte die Fakten offen: Zum einen blieb die Gretchenfrage zum Unterschied zwischen dem in Nahrungsmitteln natürlicherweise enthaltenen und dem zugesetztem Zucker, der hier für Herzkrankheiten verantwortlich gemacht wurde, unbeantwortet. Auf die Angabe des Gesamtzuckerverzehrs wurde gleich komplett verzichtet. Darüber hinaus offenbarte diese Studie eklatante Ungereimtheiten bei den herangezogenen Studiengruppen, bei der Auswertung der Mortalität, der Kommunikation von relativen statt absoluten Risiken sowie bei der Frage, ob hier nicht eher Süßstoffe statt Zucker die Gefahr darstellen. Außerdem ergab eine Detailanalyse der Originaldaten folgende Korrelationen: Zuckeressende Sportler sterben früher! Afroamerikaner leben mit Zucker länger!

Ungesunde Ernährung schützt vor Zuckertod!

Lassen Sie sich das einmal auf der Zunge zergehen: Wenn man sich also die zahlreichen Tabellen und Graphiken der Originalstudie und vor allem des «Supplementary Online Content» zu Gemüte führt, springen einem die Ungereimtheiten förmlich ins Gesicht: Afroamerikaner leben umso länger, je mehr Zucker sie konsumieren. Wer sich «ungesund» ernährt, kann mehr Zucker konsumieren als Gesundesser, denn die sterben eher am «zuckerinduzierten Herztod». Und besonders spannend: Zuckerliebhaber, die sich viel bewegen, haben ein doppelt so hohes Risiko (112 Prozent) an Herz-Kreislauf-Erkrankungen zu sterben als Zuckeresser, die sich lieber in den Fernsehsessel lümmeln (54 Prozent). Doch davon liest man im Studientext kein Wort. Und warum? Ganz einfach: Die Studienautoren haben hier bewusst Ergebnisse verschleiert, Daten massiert und getrickst, um die Redaktionen zu ihren gutgläubigen Handlagern zu machen, damit die Medien die derzeit populäre Zuckerangst in der Bevölkerung weiter schüren. In dem Fall musste man leider konstatieren: Ideologische Mission erfüllt.

 FAZIT Weder «Zucker im Kaffee» noch «Salz in der Suppe» sind gefährlich für die Gesundheit, und zwar ganz in Gegensatz zu den ernährungsideologischen Warnrufen, die nur Angst schüren und gutgläubigen Bürgern den Genuss beim Essen vermiesen!

Im Land der unbegrenzten Unverträglichkeiten

Ein Thema darf nach den «bösen Buben» natürlich nicht fehlen, nennen wir sie der Einfachheit halber die «schlimmen Schwestern»: Laktose, Fruktose, Histamin und natürlich «Big Bitch» Gluten – diesem harmlosen Weizeneiweiß wurde inzwischen der Ruf eines «multiplen Krankmachers» angedichtet. Nun, es gibt Menschen, die vertragen einen oder mehrere dieser Stoffe nicht, sie bekommen massive Verdauungsprobleme, hier spricht man beispielsweise von Laktose-Intoleranz oder Glutenunverträglichkeit (Zöliakie). Wie viele – oder besser wenige – das sind, weiß man nicht genau: für Zöliakie beispielsweise liegt die Prävalenz (Häufigkeit) in Deutschland gerade mal bei schätzungsweise 0,3 Prozent (Medizinische S2-Leitlinie der Deutschen Gesellschaft für Gastroenterologie, Verdauungs- und Stoffwechselerkrankungen).

Aber was man sicher weiß: Viele Menschen glauben heutzutage, sie litten an einer ausgewählten Unverträglichkeit, und kaufen und leben dementsprechend «frei von». Und der Anteil dieser Menschen wächst. «Mein Eindruck ist, dass gerade dieser Teil der Bevölkerung zunimmt, der besondere Sorgen wegen seiner Beschwerden hat oder die Beschwerden als zu belästigend empfindet. Tatsächlich gibt es weniger Lebensmittelunverträglichkeiten als vermutet. Von hundert Menschen, die die Hausärzte mit Verdacht auf Laktose-Intoleranz zu uns schicken, fällt der Test nur bei zehn positiv aus. Ich habe den Eindruck, dass Unverträglichkeiten zu stark problematisiert werden», erklärte Professor Joachim Erckenbrecht, stellvertretender Vorsitzender der Gastro-Liga und Chefarzt für Innere Medizin, in einem FAZ-Interview im Sommer 2015.

Neben diesen Problematisierern vegetiert noch die Prophylaxe-Fraktion unter uns, die rein aus Phobie vor Gluten und Laktose vorbeugend ausschließlich Lebensmittel «frei davon» einkauft und verzehrt. Denn sie haben ja oft genug gelesen, wie «ungesund» Laktose und besonders Gluten (böser Weizen!) ist, ergo «essen wir das besser erst gar nicht». Lebensmittelhersteller und -handel freuen sich und reiben die Hände ob des Reibachs, den dieser profitable Trend in die Kassen spült. So bieten Supermärkte für diese «Ernährungshypochonder» inzwischen eigene kleine Regale mit entsprechenden, meist völlig überflüssigen «Frei von»-irgendwas-Produkten, natürlich ordentlich überteuert (zwischen 30 und 50 Prozent teurer als die normalen Produkte), denn die Ernährungs-Hypersensiblen kaufen es ja sowieso, weil der Preis für sie meist keine Rolle spielt: sie wollen sich sowohl als «Besser-Esser» vom Normalkonsumenten abgrenzen als auch vor den imaginären Gefahren der «bösen Lebensmittel» schützen. Diese Fraktion gehört definitiv in die Kategorie Modekrankheit «Ernährungswahn».

Im Prinzip ist die Lösung einfach: Wer glaubt, er leide an einer Unverträglichkeit welcher Art auch immer, der sollte zum Arzt (Spezialist: Gastroenterologe) gehen und sich eine saubere Diagnose stellen lassen. Danach herrscht Klarheit, und die tatsächlich Betroffenen können mit entsprechender «Auslasskost» gut leben. Wer hingegen seine Mitmenschen mit Unverträglichkeitsleidensgeschichten malträtiert, ohne jemals eine klare, ärztlich gesicherte Diagnose erhalten zu haben, bei dem muss die Frage erlaubt sein: Was will uns dieser Mensch mit seiner ungesicherten (Schein-)Unverträglichkeit sagen? Welches konkrete Mitteilungsbedürfnis kaschiert er mit der Unverträglichkeit? Jedenfalls gehört er dann irgendwo dazu ...

FAZIT Unverträglichkeiten von Laktose, Gluten und Co. existieren, keine Frage. Wer glaubt, daran zu leiden, sollte zum Arzt gehen und sich eine sichere Diagnose stellen lassen. Doch das wollen nicht alle: denn die Möglichkeit, sich via Unverträglichkeit als «sensibler Spezialesser» zu positionieren, wird auch gerne von Ernährungshypochondern genutzt. Und das ist schlecht für all die Menschen mit echter Unverträglichkeit: denn geraten sie in den «negativen Dunstkreis» der nervenden Hypos, nimmt man sie nicht mehr ernst. Aber Sie wissen ja jetzt, was Sie Ihre «unsäglichen Unverträglichen» Hypos künftig fragen: «Wann warst du beim Arzt zur Diagnose?»

Am Rande erwähnt, für alle ernsthaft von Verdauungsbeschwerden Betroffenen: Immer mehr Gastroenterologen weisen darauf hin, dass viele ihrer Reizdarm-Patienten berichten: «Ich ernähre mich doch so gesund.» Die Ursache ihrer Blähungen, Krämpfe und Bauchschmerzen sind häufig zu viele «gesunde» Ballaststoffe, die sie nicht vertragen, und der Darm rebelliert (siehe dazu auch S. 43).

Absolut relativ – Warum 18 in Wahrheit 0,1 ist

Olivenöl stoppt Diabetes

Ein letztes Beispiel des «Ernährungsunsinns» widmet sich der als «übergesund» hochgejubelten mediterranen Kost. Denn hier hatte Anfang 2014 eine Studie für medialen Wirbel gesorgt, die sich durch eine ganz besondere «Doppelqualifikation» auszeichnete: Die Studien-PR hat es nicht nur zum «Ernährungsunsinn des Monats» gebracht, sondern sie wurde auch zur «Unstatistik des Monats» gekürt (eine Aufklärungsinitiative des Rheinisch-Westfälischen Instituts für Wirtschaftsforschung RWI e.V.). Die Studien-Autoren wollten der Öffentlichkeit doch allen Ernstes weismachen, dass Olivenöl Diabetes verhindere. Abgesehen von den üblichen Täuschungsmanövern von Beobachtungsstudien, die hier nicht zum Zuge kamen, haben die Ernährungsideologen noch einen weiteren Kommunikationstrick auf Lager, den sie bei dieser Studienauswertung aus der statistischen Zauberkiste gepackt haben: Statt der aussagekräftigen absoluten Wahrscheinlichkeit wird die wesentlich schwächere relative Wahrscheinlichkeit kommuniziert. Kurzum: Die Autoren mogelten sich mit einer beeindruckenden 30-prozentigen relativen Reduktion des Diabetesrisikos durch Olivenöl in die Medien, dabei lag die absolute Risikoreduktion – und nur die ist therapeutisch relevant – bei mickrigen 1,9 Prozent. Dieser absolut unbeeindruckende Relativwert hätte jedoch keinen einzigen Journalisten dazu bewegt, seinen Stift in die Hand zu nehmen, um daraus eine Schlagzeile zu machen. Die Tatsache, dass mit der WHO (World Health Organisation) auch gerade *die* Institution mit der höchsten Glaubwürdigkeit von der relativen Wahrscheinlichkeit abhängt, um Aufmerksamkeit zu generieren, zeigt die ganze Hilflosigkeit der Gesundheitspropagandisten. Der WHO-Wurst-Wahn Ende 2015 ist ein Paradebeispiel dieses «Zirkus Panikus» (siehe unten).

Bitter, aber wahr: Ohne Täuschungen, Schönrechnereien und statistische Taschenspielertricks würde es fast keine Ernährungsstudie in die Medien und damit ins Bewusstsein der Öffentlichkeit schaffen. Aber das Gute ist: Das wissen Sie ja jetzt.

Die Wurst-Krebs-Panikmache

«Wurst steigert Krebsrisiko um 0,1 Prozent!» Kommt Ihnen beim Lesen dieser Headline etwas merkwürdig vor? Der Wert von 0,1 Prozent Risikosteigerung wirkt sehr mickrig bis irrelevant. Warum also diese (fiktive) Schlagzeile? Weil sie zeigt, was die WHO im Oktober 2015 eigentlich hätte kommunizieren müssen, als sie die Welt vor Wurst warnte: die absolute Wahrscheinlichkeit. Da die absoluten Werte im Bereich «Ernährungsgefahren» jedoch stets winzig klein und unbedeutend ausfallen, bediente sich auch die WHO des statistischen Taschenspielertricks der relativen Wahrscheinlichkeit. Denn nur so konnte die Weltgesundheitspolizei sicher sein, enorme mediale Aufmerksamkeit und globale Berichterstattung zu generieren. Doch das war nicht alles an Ungereimtheiten. Was genau war passiert?

Ende Oktober lancierte die WHO eine Pressemeldung, in der sie «verarbeitetes Fleisch» (also Wurst, Frikadellen, Würstchen und Co.) als «krebserregend» für Darmtumoren einstufte – und zwar in die höchste Kategorie 1; also zusammen mit Tabak, Asbest, Plutonium und anderen richtig üblen Stoffen. Über 800 Studien haben die WHO-Experten analysiert und errechneten dabei das konkrete Zahlenspiel: 50 Gramm Wurst am Tag erhöhen das Darmkrebsrisiko um 18 Prozent. Der weltweite Medienaufschrei war enorm, auch die Deutschen, Österreicher und Schweizer wurden auf allen Kanälen in TV, Radio, online und in Zeitungen mit Warnungen vor der gefährlichen Krebs-Wurst konfrontiert. Doch neben dem kollektiven Wurst-Wahn wurden auch kritische Stimmen laut, die dem «WHO-Braten» nicht trauten. Und das völlig zu Recht.

Neben zahlreichen Ministern und Verbänden mit nicht immer «uneigennützigen» Interessen (es ging ja schließlich um die Wurst und damit um Umsatz), die die Unsinnigkeit und Ungerechtigkeit der WHO-Warnung beklagten, schrieben auch einige Redakteure kritische Berichte, indem sie Hintergründe der Datenlage offenbarten. Darüber hinaus kürten deutsche Statistikprofessoren die WHO-Wurst-PR «50 Gramm Wurst am Tag erhöhen das Darmkrebsrisiko um 18 Prozent» als «Unstatistik des Monats» (eine Aufklärungsinitiative des Rheinisch-Westfälischen Instituts für Wirtschaftsforschung RWI e.V.): «Was bedeuten diese 18 Prozent? Heißt das, dass von je 100 Menschen, die 50 g Wurst täglich zu sich nehmen, 18 mehr an Darmkrebs erkranken?

Dreimal nein! Denn bei dieser Angabe handelt es sich um ein relatives Risiko. Um die Meldung der WHO richtig einordnen zu können, benötigt man jedoch das absolute Risiko, an Darmkrebs zu erkranken, welches bei ungefähr 5 Prozent liegt (daran zu sterben: zwischen 2,5 und 3 Prozent). Im Klartext bedeutet ‹18 Prozent mehr› also, dass sich das absolute Risiko von etwa 5 Prozent auf 6 Prozent erhöht. Das hört sich schon etwas weniger dramatisch an. Jedoch haben nur wenige Medien (darunter beispielsweise die FAZ am 28. Oktober) auf den Unterschied zwischen dem relativen und absoluten Darmkrebsrisiko eines übermäßigen Wurstkonsums verwiesen und damit nicht zu der derzeitigen Wursthysterie beigetragen. Relative Risiken sind ein bewährtes Mittel, die Gefahr zu übertreiben und Menschen Angst zu machen.»

Ein weiteres Rechenbeispiel auf *Spiegel Online* trägt ebenfalls zur Erhellung (und Erleuchtung) bei: «Laut Robert-Koch-Institut hat eine 45-jährige Frau in Deutschland durchschnittlich ein Risiko von 0,3 Prozent, in den folgenden zehn Jahren an Darmkrebs zu erkranken. Nehmen wir ein 36 Prozent höheres Risiko an, weil sie pro Tag 100 Gramm mehr Wurstwaren isst als ihre Altersgenossinnen im Durchschnitt (2 x 50 g Wurst = 2 x 18 % = +36 %). Dann hat die 45-Jährige ein Risiko von 0,4 Prozent, in den kommenden zehn Jahren Darmkrebs zu entwickeln.» Und hier schließt sich der Kreis zur Überschrift dieses Kapitels: das absolute Risiko erhöht sich von 0,3 Prozent auf 0,4 Prozent – also um beeindruckende 0,1 Prozent.

Erst die PR, dann die Publikation!

Doch diese bewusste statistische Täuschung von Medien und Verbrauchern ist längst nicht alles, was kritischen Analysten der WHO-Wurst-Warnung spanisch vorkommt. Damit dieses Kapitel nicht zu lang wird, nachfolgend nur Stichworte des «Best of Ungereimtheiten»:

- Es liegen nur schwache Korrelationen vor, nicht ein Hauch Kausalität (Ursache-Wirkungs-Beziehung).
- Die Daten zum Wurstverzehr basieren, wie alle Ernährungsangaben, auf den unüberprüfbaren und oft fehlerhaften Eigenangaben der Probanden (Studienteilnehmer, siehe auch Kapitel «Ernährungsforschung – Glaube statt Wissen»). Ob die Angaben stimmen und wer wie viel von welcher Wurst gegessen hat, weiß niemand.
- Die WHO-PR kommuniziert die relative statt absolute Wahrscheinlichkeit.
- Erst wenn relative Risiken (RR) den Faktor 10 überschreiten (wie beim Rauchen), sind Ursache-Wirkungs-Beziehungen auch bei Korrelationen sehr wahrscheinlich und plausibel. Hier liegt das RR bei 1,18 (= +18 Prozent).
- Die WHO spricht von 800 Studien. So viele existieren jedoch nicht zum Thema «Darmkrebs und Fleischkonsum». Eine Meta-Analyse hatte 2015 gerade mal 25–30 «Goldstandard-Studien» zu dieser Korrelation gefunden und ausgewertet (es kam – wie erwartet – nichts raus; siehe auch Kapitel «Freispruch für die Fleischeslust», S. 78).
- Aktuelle Studien zeigen keinen Zusammenhang zwischen Darmkrebs und Fleischverzehr.
- Gesamtkrebsrate und Gesamtsterblichkeit wurden in der

WHO-PR nicht erwähnt. Vielleicht bekommen Wurstesser zwar mehr Darmkrebs, aber erkranken seltener an anderen Krebsarten und leben länger?
- «Paradoxerweise» hat das derzeitige Flaggschiff der Ernährungsstudien, EPIC, gleich in zwei unabhängigen Analysen überraschende Ergebnisse geliefert, die so gar nicht ins Bild des WHO-Wurst-Wahns passen: Vegetarier haben häufiger Darmkrebs als Fleischesser (2009). Moderate Fleischesser leben länger als Vegetarier (2014).
- Es gibt keine und es wird systembedingt nie belastbare Interventionsstudien geben, die den Beweis «Wurst ist krebserregend» aufzeigen könnten.
- Die WHO ruderte nach der derben Kritik von allen Seiten schon ein paar Tage nach ihrer PR zurück: Sie verlange ja nicht, dass man gar keine Wurst und Würstchen mehr essen solle ...
- Last but not least: Zum Zeitpunkt des PR-Tsunamis, den die WHO lostrat, lag noch keine Vollpublikation vor. Die Datengrundlage blieb also unklar. Niemand außerhalb der WHO konnte demnach auf Datenbasis konkret nachprüfen, anhand welcher Rechnungen die WHO ihre Warnungen ableitete. Wenn die Studie nun zwei bis drei Monate später erscheint und extern analysiert werden kann, dann ist die Botschaft der Krebs-Wurst schon längst in den Köpfen der Menschen angekommen. Ein Schelm, wer Böses dabei denkt ...

Alter macht Krebs!

Was man noch wissen sollte: Krebs ist in der Regel niemals auf einen einzigen ursächlichen Faktor zu reduzieren, schon gar nicht auf geringe Mengen (50–100 g) eines einzigen Lebensmittels. Hier spielen zahlreiche individuell-multikausale Lebensstilfaktoren im extrem komplexen Zusammenspiel die entscheidende Rolle, beispielsweise: Gene (Erbgut), erblich-familiäre Vorbelastung, Fettleibigkeit, Bewegungsarmut, Rauchen, Drogen, Alkohol, Stress, psycho-soziale (Un)Zufriedenheit, Schadstoff-Aussetzung, Immunitätsstärke, psychische und körperliche Verletzlichkeit, Lebensleid, Traumata und Arbeitsbelastung. Aber selbst das Meiden der fünf bekanntesten Risikofaktoren «kann das Darmkrebsrisiko allenfalls um ein Viertel senken», erklärte die Deutsche Gesellschaft für Gastroenterologie, Verdauungs- und Stoffwechselkrankheiten DGVS e.V. im November 2015.

Bei den oben aufgeführten Risikofaktoren fehlt noch ein sehr relevanter; und zwar einer, der heutzutage fast jeden «betrifft»: das Alter. Gemäß Robert-Koch-Institut (RKI) erkranken in Deutschland pro Jahr circa 63 000 Menschen an Darmkrebs – dabei sind mehr als 50 Prozent bei der Diagnose über 70 Jahre alt. Der Bundesverband der Internisten BDI e.V. stellt klar: «Meist entwickelt sich Darmkrebs ohne erkennbare Ursache ... Das Alter leistet einen nicht zu unterschätzenden Beitrag zur Entwicklung des Darmkrebses. Ab dem 50. Lebensjahr steigt das Risiko erheblich an. 90 Prozent der Darmkrebsfälle treten nach dem 50. Lebensjahr auf.» Die steigende Lebenserwartung ist demnach ein ganz wesentlicher Faktor für Darmkrebs, um nicht zu sagen: der stärkste Einflussfaktor! Darüber hinaus stellt das Deutsche

Krebsforschungszentrum DKFZ klar: «Eine besondere Diät gegen Darmkrebs gibt es nicht.» Und der BDI klärt grundsätzlich auf: «Meist entwickelt sich Darmkrebs ohne erkennbare Ursache.»

Warum aber macht die WHO den Menschen Angst vor ein, zwei Scheiben Wurst auf dem Brot? «Jetzt vor Wurst zu warnen ist Panikmache. Die Veröffentlichung der WHO reiht sich jedoch nahtlos ein in vergangene Kampagnen gegen Glyphosat und Pflanzenschutzmittel aller Art, in denen ebenfalls Minigefahren aus einem riesigen Universum von Gesundheitsrisiken willkürlich herausgegriffen worden sind. Es ist traurig, aber wie es aussieht, verkommt die Weltgesundheitsorganisation immer mehr zu einem billigen Propagandakanal radikalgrüner Weltverbesserungsfantasien», resümiert einer der «Unstatistiker des Monats», Professor Walter Krämer, TU Dortmund, in der *Wirtschaftswoche*. Auch Sie können nach Lektüre dieses Kapitels ganz sicher Ihre ganz persönliche Antwort geben.

Frauenfalle Diäten

Inzwischen sollte es eigentlich jede(r) wissen: Diäten machen nicht schlank, sondern langfristig meist dicker. Denn Abspeckkuren führen dazu, dass unser Körper seinen Energiehaushalt auf Sparflamme schaltet und sich nach der Diät die verlorenen Kilos wieder zurückholt – plus Sicherheitszuschlag, um gegen die kommende «Hungersnot» gewappnet zu sein. Das ist der bekannte Jo-Jo-Effekt. Diese Erkenntnisse sind längst kein konspiratives Geheimwissen mehr, sondern wissenschaftlicher Konsens, der immer wieder in der Öffentlichkeit betont wird.

So hatte Ende 2012 eine Umfrage der Gesellschaft für Konsumforschung (GfK) bestätigt, was die Wissenschaft weiß, die Diätindustrie aber gerne verschweigt: 73 Prozent der diäterprobten Frauen waren nur ein Jahr nach der Diät entweder schwerer oder genauso schwer wie vor der Hungerkur. Diese repräsentative Frauenbefragung stützt die Erkenntnis zahlreicher internationaler und deutscher Wissenschaftler. Beispielsweise konstatierte der Präsident der Deutschen Gesellschaft für Ernährung (DGE), Professor Helmut Heseker: *«Wir wissen, dass 80 bis 90 Prozent aller Gewichtsreduktionsprogramme keinen Erfolg bringen.»* Ganz im Gegenteil: «Oft sind die Teilnehmer am Ende sogar schwerer als vorher», erklärte Heseker bereits Anfang 2012 der *Welt*. Und Professor

Andreas Pfeiffer von der Charité Berlin und dem Deutschen Institut für Ernährungsforschung (DIfE) bekräftigte diese Erkenntnis 2013 im *Focus*: «*90 Prozent nehmen nach Ende der Diät wieder zu.*»

Noch weitaus krassere Ergebnisse lieferte eine große Übersichtsstudie Mitte 2015 im *American Journal of Public Health*: Die Forscher analysierten die Daten von 77 000 fettleibigen Frauen und 100 000 adipösen Männern, die mittels diverser Abnehmprogramme Gewicht reduzieren wollten. Ein paar Jahre nach der Diät sah die Erfolgsbilanz mehr als dürftig aus: Nur 0,8 Prozent der Frauen erreichten Normalgewicht; bei den Männern lag die Quote gar unter einem halben Prozent (0,47 Prozent). **Auch diese Autoren schlussfolgern, dass gängige Abnehmprogramme und Diäten unwirksam sind.**

Ob 5:2 (zwei Tage fasten, fünf Tage essen), Schlank im Schlaf, Steinzeitdiät, Low-Carb oder wie auch immer sie alle heißen – für alle Trends gilt das Gleiche: Keine Diät macht langfristig schlank, weil kaum jemand die reduzierte Kost lebenslang durchhält. Nach der Diät wird wieder normal gegessen, und das Urgewicht kommt zurück. Doch dabei werden die Ex-Diätler nicht nur wieder schwerer, sondern meistens auch fetter – denn während der Diät baut der Körper auch Muskelmasse ab, bei der Jo-Jo-Kilo-Rückholaktion hingegen wird meist nur Fett eingelagert. Dabei ist es einer 2014er-Studie im Fachmagazin *Lancet* zufolge egal, ob man in 36 Wochen langsam abgenommen oder in 12 Turbo-Wochen die gleiche Anzahl Kilos abgespeckt hat: das Gros der Kilos kommt bei allen Ex-Diätlern mit «fettem Sicherheitsaufschlag» zurück, wie kurz danach eine Übersichtsarbeit der University of Montreal zeigen konnte, die Atkins, South Beach, Weight Watchers und weitere kommerzielle Diäten verglich: Der überschaubare Gewichtsverlust im Diätjahr war vergleichbar, aber nach zwei Jahren wogen die Studienteilnehmer entweder genauso viel wie vorher oder waren sogar schwerer. Ende 2014 komplettierte eine weitere Übersichtsstudie im medizinischen Fachmedium *Circulation* diese Erkenntnisse: Egal ob kohlenhydratarm, wenig Fett oder Eiweiß – Diäten helfen Dicken nicht beim langfristigen Abnehmen.

Fakt ist: Alle Diäten wirken über ein und dasselbe Prinzip: die negative Energiebilanz, also weniger Kalorien aufzunehmen als zu verbrauchen. Das zwingt den Körper an die Reserven, damit er seinen Stoffwechsel aufrechterhalten kann. Zahlreiche Wissenschaftler betonen immer wieder, dass die Art der Diät völlig egal ist. Und genau das hatte Mitte 2014 die Deutsche Adipositas-Gesellschaft in ihren Leitlinien nochmals klargestellt: «Bei einer Diät spielt die Zusammensetzung aus Kohlenhydraten, Fett und Eiweiß kaum eine Rolle, **entscheidend ist nur die Gesamtkalorienzahl.**» Mit welcher Methode der Energiemangel zustande komme, sei unerheblich. Zu einem vergleichbaren Fazit kam kurz danach eine der bis dato größten Analysen, publiziert im weltweit renommierten Medizinjournal *JAMA*: Die Auswertung von etwa 50 Studien ergab keinen Unterschied zwischen unterschiedlichen Diätformen.

Die negative Energiebilanz ist also das Geheimnis jeder noch so geheimnisvollen Diät. Das bedeutet im Umkehrschluss: Die pseudowissenschaftlichen Storys rund um die jeweiligen Trenddiäten sind nicht mehr als verkaufsfördernde Phantasien findiger Verkaufsgenies. «5 Tage schlemmen, 2 Tage fasten», «Abends keine Kohlenhydrate», «Vegan essen», «HCG-Hormone spritzen», «Gen- und Bluttests machen» – egal, was abnehmwilligen Frauen (fast 90 Prozent der Diätler sind weiblich) aufgetischt wird: Jedes Jahr aufs Neue wird mit der neuen Trenddiät mit den Hoffnungen vieler enttäuschter Frauen gespielt, die schon x Diäten ausprobiert haben – stets erfolglos.

Versagen als Geschäftsmodell

Um es noch einmal klar zu sagen: Es gibt keine Diät, die dauerhaft schlank macht. Und das ist nachvollziehbar, denn sonst gäbe es nicht alle Jahre wieder einen neuen Diät-Hype. Das wiederum freut die Diätindustrie, übrigens der einzige Wirtschaftszweig, der Milliarden umsetzt, weil seine Produkte **nicht** wirken; weil sie **nicht** halten, was sie versprechen. Aber genau mit diesem paradoxen Geschäftsmodell erhält sich die Abspeckbranche ihre – im doppelten Sinne – wachsende Zielgruppe. «Würde das Produkt funktionieren, es wäre damit kein Geschäft zu machen», offenbarte der ehemalige Finanzdirektor von Weight Watchers in der BBC-Dokumentation «Die Schlankmacher» von 2014. In diesem sehenswerten TV-Zweiteiler werden auch andere Diät-Anbieter interviewt, die dabei freimütig einräumen: Natürlich funktioniere das nicht so leicht mit dem Abnehmen – aber das sei ja gerade das Tolle – aus ihrer Sicht.

Die Ursache dafür liegt übrigens in unserem Erbgut: Forschungen deuten darauf hin, dass unser Körpergewicht zwischen 70 und 80 Prozent von unseren Genen bestimmt wird. Dementsprechend gaben US-Forscher des Columbia University Medical Center in New York im Februar 2015 in einer *Lancet*-Studie bekannt: Adipositas (Fettleibigkeit) ist nicht mit diätetischer Kalorienreduktion zu behandeln, denn die Biologie des Körpers holt sich anschließend ihr natürliches Gewicht zurück.

Diäten sind also eine Frauenfalle, die gleich mehrfach zuschlägt: sie machen die Frauen dicker, sodass sie in einen Teufelskreis geraten und immer wieder neue Diäten ausprobieren. Dabei verlieren die Diätler viel Geld für Bücher, Spezialkost, Abnehmpulver, Kursgebühren und mehr. Und das ist noch nicht alles ...

Adipositas und Essstörungen

Diäten gelten als «Einstiegsdroge» in Fettsucht und Essstörungen. Warum ist das so? Ein erster Grund ist, dass viele Frauen aufgrund des Jo-Jo-Effekts immer dicker werden. Und der permanente Kampf gegen die eigenen Körpergefühle und Essgelüste kann zu Essstörungen führen. Verstärkt wird diese Negativspirale durch das Gefühl des Versagens – man hat den Kampf gegen den eigenen Körper verloren, man muss eine schwere Niederlage verkraften. Und das muss man nicht nur sich selbst, sondern auch noch vor der Familie, den Freunden und den Arbeitskollegen öffentlich eingestehen. All das macht keine Freude, sondern schürt tiefsitzenden Frust, der chronisch werden kann. Paradoxerweise scheint auch ein Abnehmerfolg negative Folgen zu haben, so lauten zumindest die Ergebnisse einer Studie des University College of London aus dem Jahr 2014: Dicke, die erfolgreich abgespeckt haben, leiden vermehrt unter depressiven Störungen. Hier würde sich die neueste Diät-Erfindung der Universität zu Lübeck vom August 2014 anbieten, um zwei Fliegen mit einer Klappe zu schlagen: die elektrische Stimulation des Gehirns durch den Schädel (transkraniell) «reduziert Appetit und Nahrungsaufnahme ganz ohne Diät – und diese nicht-invasive Methode wird bereits begleitend zur Behandlung von psychiatrischen Erkrankungen eingesetzt».

Summa summarum darf die Empfehlung demnach nur lauten: Finger weg von Diäten! Ein diätfreies Leben könnte nicht nur gut für die seelische und körperliche Gesundheit sein, es festigt auch die sexuellen und sozialen Beziehungen – zumindest, wenn man neueren Forschungen glauben mag ...

Sex, Aggros und Seitensprünge

Eine britische Studie ergab, dass man (rein statistisch) für drei verlorene Kilos einen Freund verliert. Der Grund sei Eifersucht auf den Diäterfolg – wie gut, dass der nicht lange anhält. Hoffentlich kommen aber nicht nur die Kilos, sondern auch die Freunde zurück. Doch nicht nur im Freundeskreis kann es knirschen, wenn die Kilos purzeln, auch und besonders Stress mit dem eigenen Partner ist angesagt: so teilte die Ohio State University mit, dass hungrige Paare aggressiver miteinander diskutieren (das kennt sicher jeder aus eigener Erfahrung, der schon mal mit Megahunger nervenaufreibende Gespräche geführt hat). Und die University of Texas warnte davor, dass Abnehmversuche eines Partners die Beziehung gefährden können, weil der Diätler entweder missioniert oder der Partner die Diät sabotiert. Beides ist Gift für ein harmonisches Miteinander.

Andererseits sorgt das sogenannte «Kuschelhormon» Oxytocin bei knutschenden und sich liebkosenden Paaren dafür, dass man weniger isst (Universität Yale). Vielleicht vermeidet man beim Küssen den generellen Wunsch nach einer Diät, was wiederum einer glücklichen Beziehung förderlich wäre: denn Daten der US-amerikanischen Monmouth University zufolge neigen Frauen während einer Diät eher zu Seitensprüngen (der Energiemangel schwäche die Willenskraft, sodass sie den Avancen der Männer schneller erliegen). Bleiben Mann und Frau hingegen der Ehe treu und glücklich verheiratet, so steigt die Wahrscheinlichkeit, dass beide mit den Jahren immer dicker werden (Southern Methodist University Dallas). Dieser Effekt jedoch könnte konterkariert werden, solange die Frau fruchtbar bleibt, denn gemäß Forschungen des Max-Planck-Instituts kann Fruchtbarkeit schlank halten. Vielleicht sollten sich Paare also besser der Fortpflanzung widmen, denn Sex macht nicht nur glücklich, sondern verbrennt auch Kalorien. Laut einer Studie der University of Quebec verbrennen manche Männer beim Sex sogar mehr Kalorien als beim Sport. Und wenn Mann gar noch Sildenafil, den Wirkstoff in Viagra, einnimmt, kurbelt er deutschen Forschungen zufolge möglicherweise die Umwandlung von weißen in braune Fettzellen an. Braunes Fett? Das sind die «guten» Fettschichten, die überflüssige Energie im wahrsten Sinne in heiße Luft auflösen und daher als «Abnehmhelfer» im Forscherfokus stehen. Je mehr solche Zellen ein Mensch hat, desto mehr Nahrungsenergie kann einfach zu Wärme verbrannt werden, anstatt auf den Hüften zu landen. Aber das ist ein Thema für sich. Widmen wir uns zum Abschluss lieber noch zwei interessanten, erfolgversprechenden «Spezial-Diäten mit dem Plus».

Geld gegen Kilos

Was ist bei vielen Aktivitäten des Menschen treibende Kraft? Geld zu verdienen! Und das klappt – wen wundert's – auch beim Abspecken. Zahlreiche Studien haben den Beleg erbracht, dass «Geld gegen Kilos» die Abnehmer zusätzlich motiviert und die Entfettungserfolge besser sind, wenn Boni fließen. «Geldprämien können fettleibige Menschen zum zusätzlichen Abnehmen anregen», erklärte beispielsweise Ende 2012 das Rheinisch-Westfälische Institut für Wirtschaftsforschung. Demnach verloren Studienteilnehmer, die eine Geldprämie von 150 beziehungsweise 300 Euro erhielten, doppelt so viel Gewicht wie die Mitglieder einer Gruppe ohne finanziellen Anreiz. Diese Erkenntnis wurde ein halbes Jahr später durch eine US-Studie der Mayo Clinic in Cleveland bestätigt: Finanziell belohnte Patienten nahmen durchschnittlich 4,5 Kilogramm ab, Kontrollpatienten ohne Geldprämie nur etwa ein Kilogramm. Vielleicht sind diese Studien ja bereits bis ins Adipositas-Mekka Naher Osten vorgedrungen, wo zwischen 33 und 43 Prozent der Bevölkerung fettleibig sind – denn bei den Scheichs in Dubai lautet die Lockvogelofferte: pro Kilogramm Gewichtsverlust gibt es ein Gramm Gold. Auf jeden Fall wissen es die Österreicher schon: Eine Studie der Universitäten Linz und Innsbruck hat 2014 ergeben, dass ein finanzieller Anreiz dreimal mehr Menschen zum Abnehmen motiviert.

Warum lesen Sie das hier? Es ist durchaus wahrscheinlich, dass deutsche Krankenkassen in Ermangelung wirksamer Therapien ihren Mitgliedern künftig Prämienmodelle vorschlagen, bei denen erfolgreiches Abnehmen «krankmachender Kilos» bar bezahlt wird.

Kot contra Kilos

Die Tatsache, dass die Zusammensetzung der etwa 100 Billionen Bakterien im Darm (Mikroflora, Mikrobiom) in Zusammenhang mit unserem Körpergewicht steht, ist mittlerweile unumstritten. Kurzgefasst: Mikroflora A lebt vorwiegend im Darm schlanker Menschen, Bakterienvolk B tummelt sich in den Gedärmen Dicker. Nun raten Sie mal, auf welche Idee die Forscher gekommen sind?

Die Darmmikroben der Dünnen werden mittels Stuhltransplantation auf die Dicken übertragen, und dann helfen die vielen Millionen kleinen Helferlein ganz von allein beim Abspecken. «Fremder Kot macht schlank», betitelte die *Ärzte-Zeitung* ihren Artikel anlässlich einer Studie der Washington University, die Mäuse mittels Fäkaltransfer gezielt dick oder schlank machte. Ein halbes Jahr und weitere Studien später resümierte die Deutsche Gesellschaft für Mukosale Immunologie und Mikrobiom e.V.: «Es ist offensichtlich, dass die Stuhltransplantation, welche in letzter Zeit immer mehr in den Fokus von Wissenschaftlern geraten ist, eine neue Möglichkeit in der Adipositastherapie sein könnte.» Auch wenn diesem Ansatz schon jetzt ein Platz in den Annalen der Adipositas-Forschung gebührt, sicher ist auch: Egal, welche Erfolge diese Methode noch liefern wird, auf den Titelblättern von *Bild der Frau*, *Elle*, *Lisa* oder *Laura* wird man niemals lesen: «Die neue Trenddiät – Abnehmen mit Schlankheitskot!» Obwohl unter diesem Betrachtungswinkel das verlogene Credo der Diätblender wahr würde: aus Scheiße Geld machen (sorry).

Wenn sich beim Lesen dieser Zeilen gerade eine Gefühlsmelange breitmacht, die geprägt ist von Ungläubigkeit, Schmunzeln und Angewidertheit – keine Sorge, wir sind jetzt beim Fazit angelangt, und das erfordert einen klaren Kopf für klare Worte.

 Diäten sind doppelt und dreifach «böse»! Denn sie machen den Körper dicker, die Geldbörse schmaler und die Psyche krank. Halten Sie sich von Diäten fern!

Eine Wissenschaftslüge geht um die Welt

Im Sommer 2015 strahlten das ZDF und arte eine Koproduktion aus, die das System der Diätlügen deutlich offenbarte. Grundlage war die Schlagzeile «Schokolade macht schlank», die von April bis Mai in zahlreichen deutschen, amerikanischen, französischen und weiteren Medien weltweit zu lesen war – wohlgemerkt in seriösen, namhaften und einem breiten Publikum bekannten Qualitätsmedien mit hohen Auflagen und Reichweiten, nicht auf dubiosen Internetpräsenzen. Doch diese Schlagzeile war ein Fake, ein Test der ZDF/arte-Redaktion, wie leicht es ist, völlig frei erfundenen Ernährungsnonsens zu verbreiten. Bei diesem Aufklärungsbeitrag, der das Geheimnis hinter dem Vorhang der meisten «seriösen wissenschaftlichen» Studien der Diätbranche lüftete, war der Autor dieses Buchs als Ernährungswissenschaftler und PR-Experte beratend tätig und trat als Interviewpartner in der Dokumentation in Erscheinung.

Worum ging es genau? Zuallererst hat sich das Redaktionsteam mit den beteiligten Experten unterhalten, um ein paar wesentliche Diätgrundlagen und Medien-Mechanismen durchzudeklinieren. Schlank im Schlaf, Low-Carb, die Apfelessig-, Chili-Ingwer- oder Haferflockendiät? Die Menschen glauben an die absurdesten Diäten. Das ZDF/arte-Team machte also ein «böses Experiment» und zeigte, wie angebliche Wissenschaft gutgläubige Menschen mit Abnehmwunsch manipuliert und frustriert.

Die Zubereitung des Beitrags

Die Autoren kreierten eine sehr schlechte, aus wissenschaftlicher Sicht gar hochgradig peinliche «Studie». Dazu wurde eine Zusammenfassung erstellt, die auf den ersten Blick der standardisierten Studien-Darstellung entspricht. Verfasst wurde dieses «Paper» natürlich auf Englisch und mit vielen Fachbegriffen gespickt, denn das hemmt die Leseschwelle (insbesondere der Redaktionen, die chronisch unter Zeitdruck stehen). In der Studiendarstellung blieb vieles im Dunkeln oder es wurde sehr nebulös verklausuliert. Ergänzend haben findige Statistiker ein paar schwerverständliche, aber seriös aussehende Blender-Graphiken gebastelt und in das Paper integriert. Nun war alles «angerührt» und «ready to publish». Dann suchten die «Autoren» nach einem wissenschaftlichen Journal, das ihre Studie publiziert. Die redaktionellen Hintermänner und -frauen wussten jedoch, dass dieses Schundwerk niemals den Review-Prozess eines auch nur halbwegs seriösen Journals bestehen würde. Ergo musste Plan B her: Sie kauften sich mit ihrer Studie in ein halbseidenes Journal ein, wo keine besondere Prüfung des wissenschaftlichen Materials erfolgte, und schon wurde aus dieser megaschlechten «Schoko-Diät-Studie», aus dieser Real-Life-Science-Fiction eine echte Publikation.

Bereit zum Auftischen

Nun lag also die eingekaufte Publikation auf dem Tisch; aber niemand kannte das «Wunderwerk». Daher war das Ziel, die Ergebnisse breit unters Volk zu bringen. Dazu bedienten sich die Autoren des bewährten Handwerkszeugs der PR-Mitteilung und erstellten einen Text eigens für Redakteure, um ihnen das Thema schmackhaft zu machen. Für die entsprechende Pressemeldung dachten sich die ZDF/arte-Journalisten eine attraktive Headline aus, um das Interesse ihrer Kolleginnen und Kollegen zu wecken: «Schoko statt Jojo – Studie: Schokolade wirkt als Diät-Turbo». Schokolade macht schlank? Das interessiert die Leser! Nun, «mal langsam», sollte jeder investigativ-kritische Redakteur denken, «ist die PR-Meldung denn auch seriös?» Auch daran hatten die Autoren gedacht: Als Absender fungierte das fingierte deutsche «Institute of Diet and Health» – eine Non-Profit-Organisation, die «weder von der Industrie beauftragt noch finanziert wurde». Dieses Institut gab und gibt es nicht. Doch nun passierte Folgendes: Für viele Journalisten, die häufig sehr unter Zeitdruck stehen und daher wenig Gelegenheit haben, dieser Ernährungs-PR kritisch auf den Zahn zu fühlen, reichten derartige «Seriositäts-Parameter», um die «Schoko-macht-schlank»-Meldung unreflektiert abzuschreiben, ohne sich vorher die «Originalarbeit» anzuschauen, ohne dem Studienleiter vorher essenzielle Fragen zu seiner Forschung zu stellen, oder selbst zu recherchieren (bedauerlich, denn dann wäre der Täuschungsversuch sofort aufgeflogen!). Und schon lasen die Menschen in den Medien auf der ganzen Welt Schlagzeilen wie «Neue Studie: Schokolade hilft beim Abnehmen» oder «Schoko statt Jojo!

Wer Schokolade isst, bleibt schlank». Die Botschaft war lanciert, die Mission erfüllt, der TV-Beitrag hatte sein «Skandal-Futter» und konnte ausgestrahlt werden ...

Wie lautet die Botschaft dieser Aktion? Ganz einfach: Jede Ernährungsstudie muss kritisch betrachtet werden, die Daten müssen genau unter die Lupe genommen werden. Denn alle Ernährungsstudien sind per se schwach, manche aber sind einfach sehr schlecht, grottenschlecht bis hin zu (digitalem) Papiermüll. Und die Moral von der Geschicht? Ernährungs-PR einfach abschreiben, das soll man nicht!

Dicke leben länger

Unsinn BMI

Stellen Sie sich vor, Ihre Lebensversicherung beschließt einen neuen Parameter zur Prämienberechnung: «Männer, die kleiner als 180 cm sind, zahlen einen Zusatzbeitrag. Denn wer kleiner ist als der deutsche Durchschnittsmann, der leidet an Untergröße, einem Risikofaktor für die Gesundheit.» Die Hypothese dahinter lautet: Gegenüber großen Kerlen mangelt es kleinen Männern häufig an Selbstbewusstsein, und sie leiden daher unter verstärktem Profilierungsstress. Untergröße schwächt so die Psyche, was wiederum das Risiko für körperliche und seelische Erkrankungen erhöht. Undenkbar? Beim Body-Mass-Index (BMI) ist genau dieses Schema Realität.

Der BMI ist der Heilige Gral aller Übergewichtspropagandisten und damit das Fundament, auf dem alle Warnrufe zur Gesundheitsgefahr Übergewicht basieren. Dabei ist inzwischen längst klar, dass die BMI-Gewichtskategorien «Normal-» und «Übergewicht» als willkürliche Werte eines US-Versicherungsstatistikers **keine** Aussage zu Gesundheit und Krankheit erlauben. In zahlreichen Übersichtsstudien wurde im BMI-Bereich «Übergewicht» sogar die höchste Lebenserwartung beobachtet. Und mehrere aktuelle Studien aus dem Jahr 2014 bestätigen diesen Trend. Würden sich unsere Gesundheitspolitiker die wissenschaftliche Literatur zu BMI und Gesamtsterblichkeit genau anschauen, dann müssten sie konsequenterweise die Gretchenfrage stellen: Brauchen wir eine Kampagne zur Förderung von Übergewicht, wenn wir die höchste Lebenserwartung der Bundesbürger anstreben?

Das Ende der Ernährungspropaganda

Im Prinzip müsste man den BMI aufgrund der zahlreichen Mängel und paradoxen Erkenntnisse abschaffen. Aber die Ernährungsfunktionäre scheuen das Ende des BMI wie der Teufel das Weihwasser. Und das ist nachvollziehbar: Würde man den BMI für gescheitert erklären, so fiele das gesamte Propagandagerüst zu ungesunder Ernährung in sich zusammen. Denn gäbe es keinen BMI mehr, so gäbe es keine Daten, mit denen man den Bürgern und Politikern Angst vor einer Übergewichtsepidemie machen könnte. Und die darauf basierenden Empfehlungen für mehr gesunde Ernährung zur Prävention von Übergewicht wären ebenso hinfällig. Ende der Vorstellung. Die derzeitige Situation hingegen ist schizophren: Einerseits werden immer neue Horrorszenarien drohender Übergewichtsepidemien propagiert, andererseits basieren die zugrundeliegenden Zahlen auf dem untauglichen BMI. Und der zeigt auch noch genau das Gegenteil von Horror: Ein hoher BMI ist häufig mit geringeren Krankheitsrisiken und einer niedrigen Sterblichkeit verbunden, was zahlreiche Studien von 2014 zum wiederholten Male bestätigten.

Übergewichts-BMI = höhere Lebenserwartung

Die nachfolgende, unkommentierte Darstellung einschlägiger Forschungsergebnisse spiegelt den Wissenstand im Juli 2015 wider. Die Aussagen entsprechen den ins Deutsche übersetzten «results & conclusions» (Ergebnisse und Schlussfolgerungen) englischsprachiger Abstracts:

> «Bei Menschen mit Herzinsuffizienz ist ein niedriger BMI mit einem höherem Todesrisiko verbunden.»

> «Typ-2-Diabetiker mit einem moderat erhöhten BMI im Übergewichtsbereich zwischen 25 und 30 haben eine geringere Mortalität im Vergleich zu dünneren Patienten. Bei älteren Patienten ist sogar ein höherer BMI mit einem geringeren Risiko verbunden.»

> «Übergewichtige Frauen haben im Vergleich zu Normalgewichtigen ein geringeres Risiko, einen akuten Herzinfarkt zu erleiden. Die unterschiedlichen BMI-Kategorien hatten keinen Einfluss auf die Gesamtsterblichkeit.»

> «Untergewicht erhöhte das Risiko für Magen- und Leberkrebs bei Männern. Fettleibigkeit erhöhte das Brustkrebsrisiko bei postmenopausalen Frauen, nicht aber bei prämenopausalen Frauen. Allerdings könnte Übergewicht bei Lungen- und Blasenkrebs bei Männern eine schützende Rolle spielen und Fettleibigkeit bei Lungenkrebs bei männlichen Nichtrauchern.»

> «Bei Patienten nach einer Magengeschwür-OP war Untergewicht mit einer erhöhten Sterblichkeit verbunden, wohingegen Übergewicht oder Fettleibigkeit kein Risikofaktor war.»

«Das Risiko, im Krankenhaus zu sterben, verminderte sich mit steigendem BMI bei Patienten auf der Intensivstation. Ein hoher BMI könnte einen vorteilhaften Effekt auf das Todesrisiko haben.»

«Bei Demenzpatienten war ein hoher BMI mit einem erniedrigten Sterberisiko verbunden. Dabei zeigten alle BMI-Kategorien höher als 22,9 ein reduziertes Risiko, wo hingegen Untergewicht ein höheres Risiko aufwies.»

«Der BMI stand in keinem Zusammenhang zu Sterblichkeit durch Eierstockkrebs.»

«Die höchste Sterblichkeit nach Knochenbrüchen zeigte sich bei Patienten mit einem niedrigen BMI. Aber fettleibige und übergewichtige Patienten überlebten länger verglichen mit Normalgewichtigen.»

«Übergewicht war mit einer niedrigen Gesamtsterblichkeit verbunden, wohingegen Untergewicht eine höhere Gesamtsterblichkeit zeigte. Zwischen Fettleibigkeit und Mortalität konnte kein Zusammenhang gefunden werden.»

«Bei Menschen über 65 Jahren erhöhte sich das Sterblichkeitsrisiko ab einem BMI kleiner als 23.»

«Übergewichtige Patienten mit Vorhofflimmern haben bessere Überlebenschancen als Normalgewichtige. Fettleibigkeit war kein Risikofaktor für Sterblichkeit.»

«Übergewicht war mit einer signifikant niedrigeren Gesamtsterblichkeit verbunden. Fettleibigkeit Grad 1 war nicht mit einer erhöhten Mortalität assoziiert.»

Und was sagt die deutsche Fachpresse dazu?

Haben Sie noch Zweifel, dass Übergewicht eher gesundheitsfördernd als krankmachend ist? Vielleicht überzeugen Sie die nun folgenden Headlines der deutschen Medizin-Fachpresse:

«Übergewichtige Herzinsuffizienz-Patienten leben länger», oder «Gesunde Adipositas»
(Deutsches Ärzteblatt, 04.01.2015)

«Adipöse überleben Sepsis häufiger»
(Deutsches Ärzteblatt, 07.08.2014)

«Abspecken schützt nicht vor Herzinfarkt»
(Ärzte-Zeitung, 26.06.2013)

«Schlaganfall und Herzinfarkt – ein hoher BMI an sich ist kein Risiko»
(SpringerMedizin, 04.09.2013)

«Dicke Schlaganfallpatienten haben bessere Prognose – das Adipositas-Paradoxon im Fokus»
(cardio news, 01/02 2013)

«Übergewicht von Vorteil? Das Obesity Paradox: Dicke verkraften zweiten Schlaganfall besser»
(Ärzte-Zeitung, 14.01.2013)

«BMI und Lebenserwartung – ein paar Kilo zu viel schaden nicht»
(SpringerMedizin, 09.01.2013)

«Die Gleichung ‹schlank = gesund› geht bei Herzinsuffizienz nicht auf», oder «Dicker Bauch stützt schwaches Herz»
(Ärzte-Zeitung, 05. & 12.07.2012)

«Schlanke Typ-2-Diabetiker sterben früher»
(Medical Tribune, 21.09.2012)

«Adipositas-Paradox: Schlanke Typ-2-Diabetiker stärker gefährdet»
(idw, Deutsche Diabetes Gesellschaft, 04.10.2012)

«Ein hoher BMI per se erhöht Herzinfarkt- und Schlaganfallrisiko nicht»
(Ärzte-Zeitung, 25.09.2013)

Den gleichnamigen Titel wie dieses Kapitel trug im Oktober 2014 auch eine spannende TV-Dokumentation auf 3sat: «Dicke leben länger». Der Titel war Programm: Denn auch hier präsentierten die Filmemacher zahlreiche Forscher und Studien, die verdeutlichten, dass «Übergewicht» (im offiziellen BMI-Sinne) alles andere als gesundheitsschädlich oder gar lebensverkürzend ist. So zeigen gemäß Studien von Professorin Ingrid Mühlhauser von der Universität Hamburg Menschen mit einem BMI von 27 die höchste Lebenserwartung.

Steigende Lebenserwartung, immer mehr 100-Jährige

Flankierend zu den steigenden Studienzahlen, die das BMI-Dogma langsam, aber sicher zu Fall bringen, steigt auch die Lebenserwartung der Deutschen, und immer mehr Menschen werden über 100 Jahre alt. «Noch nie haben so viele Frauen und Männer ein so hohes Alter erreicht wie heute», gab die Bundeszentrale für gesundheitliche Aufklärung BZgA im September 2013 bekannt. Dabei sind die Alten von heute sogar noch fitter als die Senioren eine Dekade zuvor. Vielleicht liegt der deutsche «Methusalem-Effekt» ja auch darin begründet, dass die meisten Deutschen im lebensverlängernden BMI-Bereich liegen: Gemäß der DEGS-Studie des Robert-Koch-Instituts RKI (2008–2011) sind 67,1 Prozent der Männer und 53 Prozent der Frauen übergewichtig mit einem BMI über 25 …

 Wenn Sie wieder mal von einer drohenden Übergewichtsepidemie lesen, dann wissen Sie: Alles nur Panikmache, basierend auf dem untauglichen BMI. Und Sie wissen: leichtes Übergewicht ist ein gutes Zeichen für die Gesundheit der Bürger – zumindest vor dem Hintergrund aktueller Forschung.

Das dicke Dutzend

Warum werden Menschen überhaupt dick? Auf diese Frage antworten die meisten Befragten reflexartig: «Die essen zu viel und bewegen sich zu wenig!» Und konsequenterweise lautet der Doppelratschlag für alle Dicken, die abspecken möchten: «Du musst weniger essen und dich mehr bewegen!» Doch diese einfache Formel gewinnt nur den Polemikpreis, denn Übergewicht verliert man dadurch dauerhaft nicht. Und das liegt daran: Übergewicht resultiert aus einem individuellen Zusammenspiel vieler Faktoren:

- **Gene**: Wissenschaftler schätzen, dass 70–80 Prozent des Körpergewichts durch das Erbgut bestimmt werden. Um es anschaulich zu formulieren: «Sie können aus einer Deutschen Dogge keinen Windhund machen!» Die Gene spielen die erste Geige im Orchester des Körpergewichts. Oder wie die wissenschaftliche Abteilung der französischen Botschaft in Deutschland im April 2014 mitteilte: «Adipositas: Die Gene sind schuld!»
- **Emotional Eating**: Hungerfreies Essen aus Frust, Kummer, Langeweile, Stress oder aufgrund traumatischer Ereignisse, beispielsweise in der Kindheit. Stichwort: «Essen als seelentröstender Schutzpanzer – nicht der Körper, sondern die Psyche wird gefüttert.»
- **Krankheiten / Stoffwechselstörungen**: beispielsweise Kortisonstoffwechselprobleme, Schilddrüsenerkrankungen und Essstörungen.
- **Medikamente**: unter anderem gegen Bluthochdruck und Diabetes oder Psychopharmaka.
- **Schlafmangel/schlechter Schlaf**: Die Korrelation «Schlechter Schlaf und Übergewicht» war der Renner zahlreicher Beobachtungsstudien zwischen 2010 und 2014. Nahezu überall, wo dieser Zusammenhang untersucht wurde, ergab sich eine positive Beziehung. Hier reicht im Prinzip der gesunde Menschenverstand: Wer dauerhaft zu wenig oder schlecht schläft, der bekommt sicher massive gesundheitliche Probleme. Dass dabei auch der Hungerhormonhaushalt durcheinandergerät und sich die schlechten Nächte auf das Essverhalten auswirken, das ist plausibel (und wurde unter anderem durch Blutanalysen zum Hungerhormon «Ghrelin» nachgewiesen).
- **Soziale Schicht und Bildungsstand**: Je niedriger beides,

desto höher die statistische Wahrscheinlichkeit für Übergewicht – so lauten die Ergebnisse epidemiologischer Studien. Zur Ursache-Wirkungs-Beziehung wird wild spekuliert, ohne dass bislang stichhaltige Antworten vorliegen. In jüngsten Studien stand die «Wohngegend» im Fokus sozioökonomischer Adipositasforschung: sozial schwache Lage, fetter Bauch. Auch die OECD warnte Ende 2014 vor den Zusammenhang «wirtschaftliche / finanzielle und soziale Not mit Adipositas».

- **Kultureller Hintergrund / Herkunft**: Insbesondere Kinder aus Südeuropa haben eine höhere Wahrscheinlichkeit für Übergewicht (das liegt in den Genen der Bambini: die dicksten Kinder Europas leben auf Kreta und Sizilien).

Neben diesen sieben **potenziellen** Ursachen gibt es weitere, teils sehr überraschende Theorien, denen zufolge Menschen dicker werden. Folgende Faktoren stehen aufgrund diverser Studien ebenfalls in statistischem Zusammenhang mit Übergewicht:

- **Einzelkinder** «sind dicker als Geschwister».
- **Einschulung** «macht Kinder dick»: Kein Witz. So lautete das Ergebnis einer Studie der Johannes-Gutenberg-Universität Mainz.
- **Dicke Freunde** «führen zu sozialer Ansteckung». Auch hier liegen Korrelationen vor: Je mehr dicke Freunde man hat, desto dicker wird man selbst.
- **Warme Temperatur zu Hause** «senkt die körpereigene Wärmeproduktion».
- **Mandel-Entfernung** in der Kindheit: Mandellose Erwachsene sind dicker als Menschen mit Mandeln.

- **Darmbakterien**: die «Dickmacher-Darmflora» kennen Sie von Seite 109.
- **Zu wenig braunes Fettgewebe** «verhindert die Verbrennung überflüssiger Energie».
- 40 plus: Als wären das nicht genug Dickmacher, steuert auch unsere menschliche Natur noch ein paar Extrapfunde bei: Ab 40 «geht's aufwärts auf der Waage» – und das ist sowohl bei Männern als auch bei Frauen ein biologisch völlig normaler Prozess.
- **Süßstoffe** «verleiten dazu, mehr als nötig zu essen».

Süßstoffe: Mehr Schaden als Nutzen

Aufgrund der weiten Verbreitung seien der fehleingeschätzten Kunstsüße nachfolgend ein paar Zeilen gewidmet: Die meisten Menschen verwenden Süßstoffe als «Schlankheits-Helfer», weil sie denken: «Süßstoffe machen süß, aber nicht dick, weil sie ja keine Kalorien enthalten.» Doch das ist ein Trugschluss: Bislang liegt keine seriöse wissenschaftliche Studie vor, die die Bedeutung von künstlichen Süßstoffen für das langfristige Abnehmen oder Schlankhalten bewiesen hat. Dafür gibt es andere, für Süßstofffreunde überraschende Erkenntnisse der Wissenschaft: Zahlreiche Studien lassen vermuten, dass Süßstoffe den Stoffwechsel des Körpers durcheinanderbringen. Die Kunstsüßer stehen unter Verdacht, Volkskrankheiten wie Diabetes zu fördern und dick zu machen. Und diese Hypothesen basieren auf folgenden Zusammenhängen: Zum einen dienen Süßstoffe vielen Menschen als Futter-Alibi: «Da ist ja kein Zucker drin, davon kann ich also ruhig mehr essen» – und dann landet unterm Strich mehr im Magen als von normalen Lebensmitteln. Außerdem kann der Verzehr von Speisen, die künstliche Süßstoffe enthalten, zu einem erhöhten Gewicht führen, weil sie grundlegende physiologische Prozesse stören. Der Körper hat gelernt: Süß bedeutet Kalorien. Gibt es nun keine Verbindung mehr zwischen Süße und Kalorien, so die These, fährt der Körper bei süßen Mahlzeiten irgendwann die Verdauung nicht mehr auf das normale Maß hoch: Die Nährstoffe werden schlechter verwertet, und der Körper verlangt nach mehr Kalorien. Das führt im Endeffekt zu erhöhter Nahrungsaufnahme und Gewichtszunahme. Außerdem: Süßstoffe täuschen das Gehirn bei der Bewertung «süßes Essen = schnelle Energie», sodass unser Oberstübchen mehr Energie verlangt und der Mensch letztlich mehr Kalorien zu sich nimmt.

All diese Erkenntnisse sprechen übrigens für die Tatsache, dass die gleichen Süßstoffe, die uns als Schlankmacher verkauft werden, in Europa seit vielen Jahren erfolgreich in der Schweinemast eingesetzt werden. Mit dem Ziel, dass die Schweine schneller dick und fett werden! Dementsprechend sorgte im April 2015 erneut eine große Studie der Universität Texas für Furore sowohl in deutschen Leitmedien (*FAZ*) als auch in führenden Medizinzeitschriften (*Ärzte-Zeitung*): Je mehr Light-Limos, desto dicker der Bauch! Auch hier gilt natürlich: dieses Ergebnis ist nicht mehr als eine Korrelation. Ob also die Süßstoffe zum Übergewicht beitragen und/ oder andere Gründe, das ist und bleibt wie gewohnt Spekulation. Nichtsdestotrotz lassen auch diese Ergebnisse (wie schon zahlreiche Studien vorher) in keiner Weise darauf schließen, dass Light-Produkte oder Süßstoffe als «Schlankmacher» dienen – ganz im Gegenteil. Kurzum: Finger weg von Süßstoffen – ein Nutzen ist nicht bewiesen, dafür stehen die Kunstsüßer als Dick- und Krankmacher unter Verdacht!

Gesunde Ernährung – nutzlos

Eine Überraschung lieferte Mitte 2014 eine bis dahin einzigartige Studie der amerikanischen University of South Carolina: Gesunde Ernährung hat keinen Einfluss auf das Gewicht von Frauen! Die Ernährungsqualität stand in keinem Zusammenhang mit Body Mass Index und Hüftumfang bei Frauen zwischen 20 und 70+ Jahren (nur bei 50–59-Jährigen war ein statistischer Zusammenhang erkennbar). Man könnte diese Ergebnisse auch folgendermaßen formulieren: «Gesunde» Ernährung hält Frauen nicht schlank und «ungesundes» Essen macht nicht dick – denn es liegt noch nicht einmal ein Zusammenhang vor, ganz zu schweigen von einem Ursache-Wirkungs-Beleg. Auch beim Ausnahme-Alter 50–59 besteht nur eine Korrelation, also eine statistischer Zusammenhang: Ob die «gesunde» Ernährung der Grund für den niedrigen BMI und Hüftumfang war, wissen die Forscher natürlich nicht. Es könnten auch andere Faktoren ursächlich verantwortlich sein. Aufgrund ihrer Studienergebnisse sprachen die Wissenschaftler *keine* Empfehlung für öffentliche Ernährungskampagnen aus, um Fettleibigkeit vorzubeugen. Eine weitere interessante Erkenntnis der Studie war: Mit steigendem Alter steigen sowohl BMI und Hüftumfang als auch die Ernährungsqualität. Böse Zungen könnten hier nun einen Zusammenhang zwischen gesunder Ernährung und dicken Bäuchen kolportieren. Aber aufgrund der Tatsache, dass Gewichtszunahme im Alter biologisch absolut normal ist,

ist dieses Zusammentreffen zweier Faktoren wohl nur Zufall – wie meist in der Ernährungsforschung.

Nur ein paar Monate nach dieser US-Studie ergab eine Analyse des deutschen EPIC-Studienzweigs: Es gibt keinen Zusammenhang zwischen Obst- und Gemüsekonsum und der Lebensdauer bei Frauen. Und eine Publikation im *American Journal of Clinical Nutrition* stellte klar: Es existieren keine Beweise, dass ein erhöhter Obst- und Gemüsekonsum beim Abnehmen hilft. Fassen wir zusammen: Gesunde Ernährung macht Frauen nicht schlank, viel Obst und Gemüse zu essen hilft nicht beim Abnehmen und lässt Frauen auch nicht länger leben. Unter Berücksichtigung des fehlenden Krebsschutzes und der hohen weiblichen Herz-Kreislauf-Erkrankungszahlen wird gesunde Ernährung für Frauen immer mehr zur Farce.

Die einzige echte Hilfe: Einzelfallanalyse!

Einem Menschen, der unter seinem Übergewicht leidet, pauschal eine Diät plus viel Obst und Gemüse und Bewegung zu verordnen, das ist grob fahrlässig und wird der Komplexität krankmachender Kilos nicht gerecht. Schlimmstenfalls führt dieses engstirnige Vorgehen zu Essstörungen und weiterer Gewichtszunahme. Bei jedem Menschen, der Hilfe benötigt und sucht, ist daher eine ausführliche Analyse seiner gesamten Lebensumstände erforderlich, um die stets **individuellen und multikausalen** Ursachen des Übergewichts herauszufinden. Erst dann lassen sich daraus gezielte therapeutische Maßnahmen ableiten, die an den lebensechten Ursachen ansetzen.

Unter Berücksichtigung der oben aufgeführten Ursachen wird auch klar, warum alle gut gemeinten staatlichen Aufklärungskampagnen zur Prävention von Übergewicht erfolglos bleiben: Nach dem Gießkannenprinzip allgemeine Ratschläge zu gesunder Ernährung und mehr Bewegung zu propagieren, das läuft gnadenlos ins Leere. Denn die unpersönlichen Kampagnen erreichen nicht annähernd die vielschichtig-individuelle Ursachenebene, die bei jedem krankhaft Übergewichtigen seinem Problem zugrunde liegt, und die nur in einer Einzelfallanalyse umfassend untersucht werden kann und muss, um Menschen mit Gewichtsproblemen echte Hilfe zu leisten.

 Wann immer Sie künftig einem richtig schweren Menschen begegnen, der unter seiner Last leidet, dann wissen Sie: die Ursachen für das krankhafte Übergewicht sind sehr vielschichtig und haben höchstwahrscheinlich nichts mit der Pauschalaburteilung «zu viel essen & zu wenig Bewegung» zu tun.

Eine interessante «Korrelation für Freigeister» lieferte Ende 2014 die Studie «Gesundheit in Deutschland» des Robert-Koch-Instituts. Hier liegt der Anteil adipöser Frauen in der niedrigsten Bildungsgruppe dreimal so hoch wie bei gleichaltrigen 30–64-Jährigen der höchsten Bildungsgruppe – im «Gegenzug» zeigen dreimal so viel hochgebildete Frauen einen riskanten (sehr hohen) Alkoholkonsum. Schlummert hier etwa ein Anti-adipogener-Alkohol-Abusus-Effekt, der den Forschern bislang verborgen blieb, weil sie noch nicht tief genug ins Glas geschaut haben? Fett lösen kann Alkohol auf jeden Fall (rein chemisch betrachtet ...).

Ihr Körper weiß Bescheid

Haben Sie sich schon mal gefragt: «Wer außer meinem Körper kann wissen, welches Essen für mich gut und gesund ist?» Die Antwort für gesunde Menschen ist einfach: Niemand. Denn **jeder Mensch is(s)t anders.** Darum ist das Vertrauen in den eigenen Körper die bessere Wahl als Essen nach Regeln, die der Phantasie findiger Forscher entsprungen sind. Voraussetzung dafür ist natürlich, dass man einen guten Draht zu seinem Innersten hat, zu den Gefühlen **Hunger**, **Lust** und **Sattheit**. Wer diese essenziellen Gefühle zur Lebenserhaltung gut kennt, der kann beim Essen auf sein einzigartiges Körperwissen über den Wert von Nahrung vertrauen, das mit jedem Essen lebenslang wächst. Diese «kulinarische Körperintelligenz» ist sozusagen das körpereigene Nahrungsgedächtnis und wird gespeist aus allen Mahlzeiten, die ein Mensch in seinem Leben zu sich nimmt. Für die Speicherung der zahlreichen Informationen in dieser «Nährstoffdatenbank» hat unser Körper zwei eng verschaltete Gehirne zur Verfügung, die ständig miteinander kommunizieren: das Bauchhirn («enterisches Nervensystem») und unser Kopfhirn.

Wie fast alles in der Ernährungswissenschaft lässt sich auch die kulinarische Körperintelligenz, übrigens ein frei erfundener Begriff, nicht nachweisen. Von ihrer Existenz weiß man nur aus eigener, gelebter Erfahrung. Warum schmeckt dem einen Rosenkohl, und dem anderen wird davon speiübel? Warum essen manche Menschen gerne Müsli, andere jedoch bekommen böse Blähungen? Warum haben Menschen Lieblingsessen, deren wahren Genuss nur sie selbst erleben können? Wieso gibt es passionierte Frühstücker genauso wie Menschen, die morgens keinen Bissen runterkriegen? Warum mögen manche Fisch und Milch, andere können damit überhaupt nichts anfangen? Diese Fragenliste ließe sich endlos fortsetzen, aber die Botschaft bleibt: Jeder Mensch hat sein ganz persönliches Essverhalten mit individuellen Vorlieben und Abneigungen. Allein schon deshalb sind allgemeine Ernährungsregeln völliger Nonsens (ganz zu schweigen von fehlenden Beweisen). Sie erinnern sich: Genauso gut könnte man allgemeine Sexregeln einführen – idealer Partner, ideale Stellung, beste Dauer, gesundes Umfeld und so weiter. Auch das wäre hanebüchener Blödsinn, denn Sex *und* Essen sind die beiden elementaren Urtriebe, die sich nicht standardisieren lassen.

Kombiniert mit dem Wissen der fehlenden Beweise aller Ernährungsregeln hat die These der «kulinarischen Körperintelligenz» ein Ziel: über das eigene Essverhalten nachzudenken, um anschließend als mündiger Essbürger mit eigener Meinung zu entscheiden: Glaube ich weiterhin an nicht bewiesene Ernährungsregeln, oder vertraue ich beim Essen besser auf meinen eigenen Körper? Um es an dieser Stelle nochmals deutlich zu sagen: Es geht hier nicht darum, statt der regelkonformen Ernährungsweisheit eine andere, nur eben körpervertraute Ernährungsweise aufzutischen. Diese elementare Entscheidung sollte jeder für sich selbst treffen. Denn die «Ess-Wahrheit» liegt nur in jedem Körper selbst. Es gibt keine gesunde Ernährung für alle.

 Jeder Mensch is(s)t anders – daher kann nur der eigene Körper wissen, welches Essen gut und gesund für dieses eine «kulinarische Körperunikat» ist.

Der echte Hunger

Sollte die Entscheidung gefallen sein, beim Essen auf den eigenen Körper zu vertrauen statt auf Ernährungsregeln, lautet die konsequente Frage: Wie macht man das? Ganz einfach: **Essen Sie nur dann, wenn Sie echten Hunger haben, und zwar nur das, was Ihnen schmeckt und gut bekommt.** Dieser These hat 2010 überraschenderweise auch die Deutsche Gesellschaft für Ernährung DGE zugestimmt: «Ganz grundsätzlich und für gesunde Menschen stimmt seine [Knops] These vermutlich» (*Reutlinger General-Anzeiger*). Mit dem echten, dem körperlichen Hunger signalisiert Ihnen Ihr Organismus: Ich brauche Nährstoffe! Welche, das spürt man daran, worauf man Lust hat. Die Frage nach dem echten Hunger wird in der Wissenschaft übrigens kontrovers diskutiert: Was ist eigentlich Hunger, kennen wir überhaupt noch Hunger, wie messen wir Hunger? Für solch abstrakte Diskussionen sollten wir uns nicht weiter interessieren.

Die Frage ist vielmehr: Kennen *Sie* Ihren echten, den körperlichen Hunger? Kennen Sie auch Ihren emotionalen Hunger? Diese beiden unterschiedlichen Hungergefühle sollten bekannt und differenzierbar sein. Wer lange nichts gegessen hat, dem wird sein Körper irgendwann klarmachen «Hey, ich brauch was zwischen die Kiemen!» Man wird dann sehr stark auf das Bedürfnis Nahrungssuche fixiert und dabei gar ein wenig forsch-frech seiner Umwelt gegenüber; denn alles andere ist zweitrangig, wenn der Körper nur ein Ziel priorisiert: Essen!

Wenn Sie dieses Gefühl nicht mehr wirklich kennen, gibt es einen einfachen Weg «back to the bodyroots»: Reizen Sie Ihren echten Hunger aus. Essen Sie nichts, solange Sie nicht sicher sind: «Ja, das ist der echte, der körperliche Hunger». Sie werden ihn irgendwann spüren. Ganz bestimmt. Und dann kennen Sie ihn wieder. Wenn Sie beispielsweise morgens immer aus Routine frühstücken, aber denken und fühlen: «Eigentlich habe ich gar keinen richtigen Hunger», dann lassen Sie das Frühstück einfach mal weg. Ihr Hunger wird sich sicher bis spätestens mittags melden – und zwar der echte Hunger, und zwar so richtig. Sie werden ihn spüren, denn er übernimmt dann schnell die Kontrolle über das, was Sie tun.

Im Vergleich dazu sollte man auch das «Gegenstück» kennen: den seelischen Hunger (neudeutsch: *Emotional Eating*). Diese Form des Essens dient dazu, die Psyche zu füttern und damit zu beruhigen. Essen aus Stress, Frust, Einsamkeit, Traurigkeit oder Langeweile, oder einer diffusen Mischung aus verschiedenen Gründen. Dieses «Problemfuttern» ist auf Dauer nicht empfehlenswert, denn dadurch kann das Körpergewicht schnell, unnötig und unnatürlich steigen – und der Frust wird noch größer. Ein Teufelskreis beginnt. Und aus diesem wieder herauszukommen, das kann richtig schwer werden. Emotional Eating sollte daher eine seltene Ausnahme bleiben. Wer also den Unterschied zwischen echtem und seelischem Hunger kennt, der kann gegensteuern: Statt aus Frust hungerfrei die Chips zu futtern, lieber etwas anderes zur Kompensation der schlechten Gefühlslage unternehmen!

 FAZIT Der echte, körperlich-biologische Hunger ist das A&O-Leitgefühl beim Essen. Lernen Sie diesen essenziellen, instinktiven Trieb wieder kennen! Denn nur wer mit echtem Hunger isst, ernährt seinen Körper so, wie er es braucht. Und nur mit echtem Hunger spürt und genießt man, wie lecker ein richtig gutes Essen wirklich schmeckt. Die nun folgende, kleine «Sage» verdeutlicht diese biologisch untrennbare Zwillingsemotion von Hunger und Genuss …

Das Hunger-Märchen: Es war einmal …

… ein reicher Großgrundbesitzer, der vor vielen Jahrhunderten in einem Land lebte, wo niemand hungern musste und alle stets satt und zufrieden waren. Dieser Herrscher namens Rolf-Otto von Gregorius, Landlord der niederen Fellande, regierte seine Ländereien mit großzügiger Hand und Gerechtigkeit. Gregorius nahm sich auch viel Zeit für sein Hobby: die Jagd zu Pferde. Wie schon etliche Male zuvor ritt er an einem klaren Sommermorgen in aller Herrgottsfrüh mit seinen treuesten Gefolgsleuten in einen seiner weitläufigen und dichtbewachsenen Wälder zur Jagd.

Doch an diesem Tag geschah etwas noch nie Dagewesenes: Gregorius war derart fixiert auf die Verfolgung eines angeschossenen Wildschweins, dass er im vollen Galopp immer tiefer in den riesigen Wald hineinritt und dabei seine Gefolgsleute verlor. Als er merkte, dass das Wildschwein im dichten Unterholz entkommen war, legte sich sein Jagdrausch. Gregorius ritt langsamer und kam wieder zu Sinnen. Dann bemerkte er rasch: «Ich bin alleine, meine Leute sind weg. Und wo bin ich überhaupt?» Nun, egal, dachte er sich, das ist mein Wald, hier finde ich schnell wieder raus. Doch da sollte er sich getäuscht haben. Er ritt und ritt, übersprang mit seinem Pferd zahlreiche Stämme und Gehölze, versuchte es gen Westen und gen Süden. Aber welche Richtung er auch einschlug: statt aus dem Wald zu entkommen, ritt er immer tiefer hinein. Es wurde Mittag, die Sommersonne brannte durch die Baumwipfel heiß hinab, der dichte Wuchs jedoch spendete Gregorius samt Pferd genügend Schatten. Als die Dämmerung einbrach und er seine wenigen Vorräte längst verzehrt hatte, überkamen ihn langsam Zweifel, dass er noch vor Einbruch der Dunkelheit den Weg hinaus aus dem Wald finden würde. Gregorius war inzwischen nicht nur müde, er hatte auch einen Bärenhunger, der seine Hände fast zittern ließ, was ihn trotz einbrechender Dunkelheit wach hielt und weiter vorantrieb.

Wer reitet so spät
durch Nacht und Wind …

Er ritt weiter. Immer weiter. Der Abend wurde langsam zur Nacht. Dann plötzlich dachte er, er hätte vor lauter Hunger Halluzinationen: «Da vorne, das ist doch eine Hütte, ich sehe Licht im Fenster und dichten Rauch, der aus dem Schornstein steigt – dahin muss ich es schaffen!» Gesagt, getan. Nach einem letzten schnellen Ritt erreichte er die einsam im Wald gelegene Hütte. Sie war tatsächlich bewohnt. Landlord Gregorius hatte Manieren, und so klopfte er trotz seiner zitternden Hände dezent an die Tür. Eine kleine, alte Frau öffnete ihm. Sie lebte alleine hier und strahlte über das ganze Gesicht, als sie Gregorius vor sich stehen sah: «Treten Sie ein, werter Herr, Sie sehen ja ganz ausgehungert aus. Ich wollte sowieso gerade kochen, da mache ich uns zur Freude über Ihren Besuch meinen ganz besonderen Festtagseintopf, der wird Ihnen schmecken!» Und oh ja, das tat er. Bereits während die alte Frau den Eintopf auf offenem Feuer kochte und es in der ganzen Hütte verlockend-herzhaft duftete, lief Gregorius vor Vorfreude auf das köstliche Mahl das Wasser im Mund zusammen. Er konnte es kaum noch erwarten, endlich seinen vollen Teller in Händen zu halten. Das Warten kam ihm wie eine halbe Ewigkeit vor, doch dann war es endlich so weit: Die alte Frau nahm den Topf vom Feuer und füllte Gregorius einen ihrer größten Teller randvoll mit heiß dampfendem Festtagseintopf aus Kartoffeln, butterzartem Fleisch und verschiedenen Gemüsen, alles in deftiger Soße mit frischen Kräutern abgeschmeckt. Und obgleich Gregorius ein Adliger war, zu Sitte und Anstand verpflichtet, konnte er beim Essen nicht mehr wirklich die Contenance bewahren: «Mammamia, werte Dame, dieser Eintopf ist grandios, er schmeckt besser als alles, was ich jemals gegessen habe!», sagte er noch mit halb vollem Mund, aber dann sagte er gar nichts mehr, und man hörte ihn nur noch vor Wonne und Genuss schmatzen und stöhnen: «Mmmmh, ahhhh, oohhh ...» Er löffelte, als wäre es sein letzter Teller auf Erden, so gut schmeckte ihm das Essen. Als er den leeren Teller zur Seite stellte, war er satt, glücklich und zufrieden – und nach dem anstrengenden Tag so müde, dass er rasch einschlief.

Am nächsten Morgen weckte ihn die alte Frau. Sie erklärte ihm, wo ihre Hütte stand und wie er auf dem schnellsten Wege aus dem Wald zurück auf sein Anwesen finden würde. Gregorius schwang sich auf sein Pferd, bedankte sich nochmals von ganzem Herzen und sagte: «Liebe Dame, gleich morgen schicke ich Ihnen meinen Koch vorbei – und ich bitte Sie inständig, dass Sie ihm das Rezept für den Eintopf ganz genau aufschreiben, denn dieses köstliche Gericht will ich noch sehr oft genießen. Können Sie das für mich machen?» Die alte Frau bejahte, und so kam es, dass Gregorius unmittelbar nach seiner Ankunft den Koch mitsamt Gesellen losschickte: «Reitet sofort morgen früh zur alten Frau in den Wald, lasst euch das Rezept geben, besorgt alle Zutaten, und dann kocht ihr zur Feier meiner Rückkehr diesen wunderbaren Eintopf!»

Während Gregorius sich wieder seinem normalen Leben mit den vielen gewohnten Genüssen des Alltags hingab, befolgte der Koch seinen Befehl. Und nur drei Tage später stand ein dampfender Rieseneintopf als Abendessen für Landlord Rolf-Otto von Gregorius und seine Familie bereit. Alle aßen. Doch dann das: «Koch!», rief Gregorius, «der Eintopf schmeckt zwar lecker, aber längst nicht so phantastisch wie bei der alten Frau. Morgen probierst du es noch einmal!» Aber auch am nächsten und am übernächsten Abend gelang es dem Koch nicht, den Eintopf so gut zu kochen wie die alte Frau. «Mein werter Landlord, was soll ich sagen – wir haben genau die gleichen Zutaten verwendet und machen alles genau so, wie es uns aufgeschrieben wurde. Wir sind ratlos», sagte der verzweifelte Koch. «Nun, dann fahr zur Hütte und bitte die alte Frau, herzukommen – sie soll den Eintopf in deiner Küche kochen. Und du und deine Gesellen, ihr schaut genau hin!»

Der Besuch der alten Dame ...

Tatsächlich begleitete die alte Frau den Koch auf Gregorius' Anwesen und kochte den Eintopf. Alle saßen nun also voller Vorfreude an der großen Tafel, denn Gregorius hatte den Eintopf inzwischen oft genug in allerhöchsten Tönen gelobt. Dann endlich war es so weit: Rolf-Otto bekam als Erster der Tafelrunde einen großen Teller mit dampfendem Eintopf der alten Dame, nahm seinen Löffel und probierte, und probierte ... Doch wieder stellte sich das Hochgefühl absoluten Genusses nicht ein, auf das er sich so gefreut hatte. Resigniert legte Gregorius den Löffel auf den Tisch und fragte die alte Frau mit verzweifelter Stimme: «Liebste Dame, warum nur schmecken all die Eintöpfe nicht mehr so wunderbar wie seinerzeit bei Ihnen in der Hütte ...?» Die alte Frau, die sehr weise war und wusste, in welchem Überfluss Landlords wie Gregorius lebten, schaute ihm in die Augen, überlegte kurz und antwortete: «Herr von Gregorius, mein Eintopf mag zwar lecker schmecken – aber köstlich hat ihn erst Ihr riesengroßer Hunger gemacht. Sie waren ausgehungert, weil Sie fast den ganzen Tag nichts gegessen hatten. Jetzt aber sind Sie nur ein wenig hungrig, denn Sie haben heute ja schon einiges an Leckereien verspeist. Ihnen fehlt die Gier nach Essen in den Augen, das sehe ich sofort. Deshalb schmeckt der Eintopf auch nur noch halb so gut.»

Gregorius dachte kurz nach – und verstand die Botschaft sofort. Und wenn sie nicht gestorben sind, dann zelebrieren sie noch heute den wöchentlichen «Riesenhunger-Tag»: Gregorius reizt seinen Hunger aus, bis er an nichts anderes mehr denken kann, und dann, genau dann wird der heiß dampfende und köstlich duftende Eintopf vom Koch serviert ... Und die Moral von der Geschicht' ... Ohne Hunger schmeckt es nicht!

Befrei den Hunger in dir!

Die Hunger-Sage von Gregorius kennt wohl jeder aus eigener Erfahrung: Wie schmeckt Ihr Lieblingsessen, wenn Sie richtig hungrig sind? Und wie, wenn Sie nur wenig Hunger haben? Das Sprichwort «Hunger ist der beste Koch» verdeutlicht den Stellenwert der wichtigsten «Zutat» beim Essen sehr gut. Ohne echten Hunger schmeckt nichts so gut, wie es könnte! Daher sollte jeder Mensch in grundsätzlich abgesättigten Gesellschaften wie der unseren dieses essenzielle Gefühl in seiner Gänze aus- und erleben. Die entsprechende Aufforderung kann nur lauten: **Mindestens ein Tag der Woche gehört dem echten Hunger!**

Befrei den Hunger in dir. Hol die Essgier raus. Lass das Stöhnen aus der Tiefe des Bauches frei, denn es ist einfach zu schade, dieses grandiose Gefühl des Wohlempfindens nur halbstark wachsen oder gar verkümmern zu lassen. Nehmen Sie sich daher einen Tag in der Woche die Freiheit, Ihren Hunger richtig auszureizen, bis Sie sprichwörtlich «vor Hunger sterben», und dann schlemmen Sie Ihr absolutes Lieblingsessen. Egal ob alleine, mit dem Partner, mit guten Freunden. Hauptsache ohne Zwänge, ohne Normen, ohne unterdrücktes Stöhnen. Lassen Sie einfach das instinktive Menschentier in Ihnen essen und genießen Sie mit allen Sinnen. Oder wie ein FAZ-Vorwort forderte: «Feiert Orgien mit Messer und Gabel!» Sie werden sehen: Das macht richtig Spaß und zeigt, zu welchen Belohnungsschüben unser Hirn imstande ist, wenn wir seine essenziellen, ausgereizten Bedürfnisse befriedigen. Und nun sind Sie dran …

Welche «Geschmacksflashs» haben Sie erlebt?!

Wie fühlt es sich an, wenn Sie «vor Hunger sterbend» Ihr Lieblingsessen verspeisen? Welche «Geschmacksflashs» haben Sie erlebt?! Wie endet der folgende Satz für Sie? «Wenn ich mit Riesenhunger esse statt mit wenig Hunger, dann ist das ein Unterschied wie …»

Darüber hinaus wäre es interessant zu erfahren, ob Sie Erfahrungen mit der generellen Umstellung Ihrer Ernährung auf den echten Hunger gemacht haben: Was hat sich geändert, seitdem Sie auf Ihren Hunger vertrauen? Wie macht sich Ihr echter Hunger bemerkbar? Wie fühlen Sie sich jetzt beim Essen?

Teilen Sie mir gerne mit, was Sie erlebt haben (kontakt@echte-esser.de). Ich bin hungrig auf Ihre Erfahrungsberichte!

 Lass den echten Hunger aus dem Bauch! Einmal in der Woche ist Heavy-Hunger-Day …

Wichtiger Hinweis: Natürlich tragen nur Sie als mündiger Essbürger die volle Verantwortung für Ihr Handeln, wenn

Sie mit Ihrem persönlichen Hunger-Experiment teilnehmen.

Der Schlüssel zum Wunschgewicht ?

Sind Sie zufrieden mit Ihrem Gewicht? Falls ja: Kennen Sie den Schlüssel zum Wunschgewicht?

Grundsätzlich gilt, Sie haben es bereits gelesen: Etwa 70-80 Prozent unseres Körpergewichts sind genetisch festgelegt. Die Natur will immer Vielfalt innerhalb einer Spezies, und demnach bringen wir Dicke wie Dünne auf die Welt und alle Gewichtsklassen dazwischen. Wenn Sie also beim Essen auf Ihren Körper hören und optisch nicht in die aktuelle Modellschablone passen, dann wird das wohl an Ihrem Erbgut liegen. Möchten Sie dieses Ihr natürliches Gewicht reduzieren, dann sollten Sie wissen: Sie beginnen einen **lebenslangen** Kampf gegen Ihren eigenen Körper, der nur sehr schwer zu gewinnen ist. Diäten sind dabei auf jeden Fall zu meiden, denn – auch das wissen Sie bereits – zwischen 80 und 90 Prozent aller Abnehmversuche scheitern. Viele Menschen werden danach sogar noch schwerer.

Wo ein Wille, da ein Weg ?

Doch einige wenige schaffen das, wovon viele vergeblich für immer träumen: Sie planen abzunehmen, ziehen das Projekt durch und nehmen ab – und: sie bleiben dann **dauerhaft** auf diesem neuen Niveau. Klar ist: Abnehmen kann jeder, aber das reduzierte Gewicht halten, das ist die große

Schwierigkeit (siehe S. 101). Bei allen, die schon unzählige Diäten erfolglos ausprobiert haben und die immer dicker statt dünner wurden, drängt sich natürlich die Frage auf: Was machen die erfolgreichen Abspecker anders? Was hat den magischen Schalter umgelegt? Welches einschneidende Erlebnis sorgte dafür, dass es Klick gemacht hat? Warum erfindet sich jemand quasi neu, legt sein altes Ich buchstäblich ab und erschafft sich eine neue Identität? Die Antwort auf diese Fragen können immer nur die «Betroffenen» selbst geben, denn hier spielt ein individueller Mix aus Psychologie (Wille) und Physik (Kalorienbilanz) die entscheidende Rolle. Gemeinsam ist allen Erfolgreichen sicher eines: sie haben sich auf ein **lebenslanges** Projekt eingelassen. Ihr Wille, ihr Leben von Grund auf zu ändern, hatte die Priorität Nummer eins, und die Entscheidung, ab jetzt viel Energie und Zeit in das «neue Ich» zu investieren, war unumstößlich. Ob dieser Weg letztlich zu mehr Zufriedenheit und Gesundheit führt, das wird sich zeigen ...

No Emotional Eating!

Welche persönlichen Gründe auch immer ausschlaggebend für den dauerhaften Entfettungserfolg waren, kopierbar sind die stets individuellen Erfolgsgeschichten nicht, denn es gibt kein allgemeingültiges Patentrezept. Worauf jedoch jeder, der abnehmen möchte, eine Antwort haben sollte, das ist die Frage: *Warum* esse ich eigentlich gerade? Denn eine zentrale Rolle in puncto Gewichtsentwicklung und -reduktion spielt das hungerfreie Essen, das *Emotional Eating*: Daher sollte man statt einer Diät zuerst sein Leben nach Situationen durchleuchten, in denen man «kompensatorisch» isst –

also ohne eigentlichen Hunger, sondern aus psychischen Gründen, oder oft auch einfach nebenbei. Die Frage lautet dann: Warum esse ich, obwohl mein Körper keinen Hunger hat? Aus Langeweile oder Einsamkeit, aus Routine, Frust oder Stress? Will ich meine Seele füttern? Anschließend sind die Gründe des frisch entlarvten, hungerfreien Essens zu eliminieren, und wer dann statt Emotional Eating nur noch bei echtem Hunger isst, wird sicher einige überflüssige Kilos von ganz allein verlieren. Denn dieser kompensatorische Nahrungsverzehr, um negative Gefühle temporär totzufuttern und herunterzuschlucken, ist ein großes Problem bei Adipositas (Fettleibigkeit). So konnte Ende 2011 die University of California zeigen, dass mehr Achtsamkeit für die eigenen Körpersignale wie Hunger, Sattheit und Genuss dabei hilft, überflüssiges Gewicht langfristig zu verlieren. Ohne spezielle Diäten.

Abnehmen mit Hunger?

Diesbezügliche Erkenntnisse lieferten Forscher aus Florenz bereits im Februar 2010: Übergewichtige, die nur dann essen, wenn sie echten Hunger verspüren, können langfristig abnehmen. Durch das Training des echten Hungergefühls verloren sie auch noch mehrere Jahre nach der Studie kontinuierlich an Gewicht. «Statt sich einer Diät mit unsicheren Erfolgschancen zu unterziehen, könnte in Zukunft das Training des eigenen Hungergefühls ein Schlüssel zum nachhaltigen Abnehmen sein», lautete das Studienfazit des unabhängigen aid-Infodienstes aus Bonn. Dem entsprechen auch die Forschungsergebnisse von US-Psychologinnen, dass natürlich Schlanke fast nur dann essen, wenn sie echten Hunger haben. Und Professor Susanne Klaus vom Deutschen Institut für Ernährungsforschung rät im *Focus*, sich vor dem Essen zu fragen: «Habe ich jetzt wirklich Hunger?» Nur wer diese Frage ehrlich mit «Ja» beantwortet, sollte essen – und kann so sicher auch die SWR-Empfehlung von Professor Peter Glanzmann, Psychologisches Institut der Universität in Mainz, umsetzen: «Lernen, das Hungergefühl als Lebenszeichen zu genießen.» Dieser Genuss sollte generell nie zu kurz kommen, denn Essen zur Hungerstillung ist Genuss zur Lebenserhaltung. Es ist dabei weniger wichtig, was man isst, sondern dass man beim Essen ein richtig gutes Gefühl hat. Und je größer der Hunger, desto stärker spürt man das gute Gefühl beim Genuss einer köstlichen Mahlzeit.

Die Mehrheit kennt den Hunger

Gut zu wissen: Die Auswertung einer Drei-Länder-Online-Umfrage in Deutschland, Österreich und der Schweiz mit knapp 2700 Teilnehmern ergab: 61 Prozent der Menschen kennen ihren echten, den körperlichen Hunger. Dieses Ergebnis bestätigt eine repräsentative Befragung der Gesellschaft für Konsumforschung GfK, bei der 76 Prozent der Befragten angaben, ihren echten Hunger zu kennen. Beide Umfragen widersprechen damit übrigens der Vermutung der Deutschen Gesellschaft für Ernährung DGE, viele Menschen hätten den Zugang zum Hungergefühl verloren. Wer noch teilnehmen möchte: Die Online-Umfrage läuft zeitlich unbegrenzt auf www.echte-esser.de weiter.

FAZIT Essen Sie nur dann, wenn Sie echten, den körperlichen Hunger haben, und zwar nur das, worauf Sie Lust verspüren, was Ihnen richtig lecker schmeckt und was Sie gut vertragen. Wenn Sie dann auch lernen, wann Sie wirklich satt sind, kann das der Schlüssel zum körperlichen Wunsch- und Wohlfühlgewicht sein.

Unsinnige Regeln und ein Leitfaden für intuitives Essen

Die zehn Regeln der DGE – ideologiefrei interpretiert

Jedes Land hat eine «offizielle nationale Ernährungsinstitution». In Deutschland ist das die DGE, die Deutsche Gesellschaft für Ernährung e.V. Sie nimmt «die Vertretung der deutschen Ernährungswissenschaft in nationalen und internationalen Organisationen sowie die Zusammenarbeit mit ernährungswissenschaftlichen Gesellschaften anderer Staaten wahr» – und sie verfolgt als eingetragener Verein ausschließlich «gemeinnützige Zwecke». Für diese Zwecke zum Gemeinnutz, wie beispielsweise Referenzwerte zur Nährstoffaufnahme grob schätzen, wenden die Ernährungsfunktionäre jährlich etwa fünf Millionen Euro auf, die zu 70 Prozent von Ihnen, den Lesern, bezahlt werden – denn es handelt sich um öffentliche Mittel (Steuergeld) von Bund (Bundesministerium für Ernährung und Landwirtschaft [BMEL]) und Ländern. Neben der Referenzwert-Schätzung wird den 10 Regeln der DGE gemeinhin ein Gemeinnutzen zugesprochen.

Kleiner Exkurs am Rande: Die DGE spricht aus begründeter Übervorsicht immer von ernährungs*mit*bedingten Krankheiten. Denn da sich die großen Volkskrankheiten wie Diabetes, Krebs oder Herz-Kreislauf-Erkrankungen stets individuell und multikausal entwickeln, können theoretisch alle Lebensstilfaktoren bei der Entwicklung *mit*wirken. Es ist allgemein betrachtet nichts auszuschließen, auch die Ernährung kann natürlich Krankheiten *mit*bedingen. Grundsätzlich. Welche Ernährung jedoch wie viel mitbedingt, das wiederum weiß niemand.

So hat die DGE in ihrer Stellungnahme «Gemüse und Obst in der Prävention ausgewählter chronischer Krankheiten» (2012) auch klargestellt: «Zu beachten ist, dass die Bewertung der Evidenz weder etwas über den Grad der Risikominderung aussagt, noch über die Verzehrsmengen, die zur Erzielung der risikosenkenden Effekte notwendig sind.» Auf gut Deutsch: Wie viel wovon gegessen werden muss, um einen nicht näher definierbaren Schutzeffekt zu erzielen, das wissen wir nicht.

Evidenz ist bei der DGE übrigens nicht gleichbedeutend mit der Evidenz in evidenzbasierter Medizin, denn hier bedeutet Evidenz (engl. evidence) Beweisführung. Im DGE-Kontext jedoch geht es nicht um Beweise, sondern um Wahrscheinlichkeiten. DGE-Evidenz bedeutet demnach in etwa Augenscheinlichkeit oder «beobachteter Zusammenhang». Das ändert jedoch nichts daran, dass, wer irgendwie diffus «mitbedingt», auch mitreden darf und mitspielen will – insbesondere wenn es an die Verteilung der staatlichen Fördergelder zum präventiven Schutz der Volksgesundheit geht.

Aber zurück zu den zehn Regeln der DGE, die nachfolgend einem ideologiefreien Stresstest unterzogen werden. Nochmals und wohlgemerkt: Die DGE ist quasi die offizielle oberste Instanz für Ernährungsfragen in unserem Land!

1. **Vielseitig essen**
   Kein Mensch isst dauernd das Gleiche. Daher ist «vielseitig» essen in Schlaraffia Germania eine Selbstverständlichkeit wie «sattessen».
2. **Reichlich Getreideprodukte – und Kartoffeln**
   Als Regel der blanke Hohn. Denn auch hier gilt die Selbstverständlichkeit: Wir Deutschen sind Brotweltmeister und leben in *der* Kartoffelnation schlechthin.
3. **Gemüse und Obst: Nimm «5 am Tag» …**
   Dazu ist genug gesagt (siehe S. 146). Eine Roh(r)krepierer-Regel, die den wenigen Menschen, die sich dran halten, vielleicht sogar Magen-Darm-Probleme verursacht.
4. **Täglich Milch und Milchprodukte; ein- bis zweimal in der Woche Fisch; Fleisch, Wurstwaren sowie Eier in Maßen**
   Täglich Milch? Werte DGE-Funktionäre, haben Sie schon mal davon gehört, dass die Zahl von Menschen mit Laktose-Intoleranz immer weiter ansteigt? Viele Menschen mögen keine Milch, einfach deshalb, weil sie sie nicht vertragen. Den täglichen Milchkonsum daher als Regel zu stilisieren, das grenzt an potenzielle Körperverletzung. Fisch ein- bis zweimal die Woche: Warum nicht drei oder viermal? Keiner weiß es. Fleisch in Maßen – die grammgenaue Fleisch-Bevormundung (300–600 g) außer Acht gelassen, und jeder darf sein «Maß» selbst festlegen, dann gilt: Einverstanden, DGE!
5. **Wenig Fett und fettreiche Lebensmittel**
   Fett macht nicht fett, falls das dahintersteckt. Fett machen viele Faktoren, u. a. eine dauerhaft positive Energiebilanz. Wie die zustande kommt, d. h. durch welche Kalorienquellen, das ist völlig egal. Und Fett macht auch nicht krank; denn Beweise: Fehlanzeige.

6. Zucker und Salz in Maßen
Seien Sie Ihr eigenes Maß aller Dinge, dann passt's!

7. Reichlich Flüssigkeit
«Trinken Sie rund 1,5 Liter Flüssigkeit jeden Tag.» Mittlerweile ist wissenschaftlicher Konsens: Es gibt keine «gesunde Trinkmenge». Konkrete Litervorgaben verunsichern institutionshörige Bürger nur unnötig, und sie bekommen ein schlechtes Gewissen, wenn sie das Soll nicht schaffen. So wie Sie nur dann essen sollten, wenn Sie echten Hunger haben, so können Sie als gesunder Mensch ganz unbesorgt auch nur dann trinken, wenn Sie wirklich Durst verspüren. Das wird Ihnen jeder seriöse Nephrologe (Nierenarzt) bestätigen. Kennen Sie Ihren Durst überhaupt noch?

8. Schmackhaft und schonend zubereiten
Im Umkehrschluss lautet diese Regel: Machen Sie sich nichts zu essen, was Ihnen nicht schmeckt. Was für eine wahnsinnige Regel. Ob es für diese Erkenntnis ein Forschungsprojekt gebraucht hat?

9. Sich Zeit nehmen und genießen
Volltreffer! Außer man hat's eilig ...

10. Auf das Gewicht achten und in Bewegung bleiben
Wer ist die Zielgruppe dieser Regel? Warum sollte jemand, der zufrieden ist mit seinem Gewicht und bislang nicht darauf achtet, auf einmal darauf achten? Und wer besorgt ist, dick(er) zu werden, achtet sowieso schon (oft pathologisch) auf sein Gewicht. In Bewegung bleiben; heißt die DGE Deutsche Gesellschaft für ERNÄHRUNG? Was wird hier in fremden Branchen regelgewildert? Wahrscheinlich fiel den Reglementeuren zur Ernährung als Nummer 10 einfach nichts mehr ein.

Noch mal zum Auf-der-Zunge-zergehen-Lassen: Nach diesen zehn Ernährungsregeln der DGE richtet sich die gesamte Ernährungsfachwelt, wenn sie systemtreu agieren möchte und muss, insbesondere bei öffentlichen Institutionen und Beratungsstellen, sonst gibt's sicher keine Fördergelder. Dabei gilt für die zehn Regeln genauso wie für «5-am-Tag»: Niemand weiß, welche Auswirkungen es auf die Gesundheit eines Menschen hat, wenn er sich an diese Regeln hält. Einen solchen Nutzennachweis wird es auch niemals geben, weil die DGE die Wirksamkeit ihrer Regeln auf die Gesundheit der Bürger nicht messen kann. Auch hier dominiert also wieder Glaube über Wissenschaft. Und der Staat zahlt fleißig für die Verbreitung dieser pseudowissenschaftlichen Phantasien – *mit*finanziert aus Ihrem Portemonnaie.

FAZIT Die zehn Regeln der DGE sind an Banalität kaum zu überbieten. Ob die DGE Zahlen besitzt, wie viel Promille der Bevölkerung sich daran halten?

Wenn Ihnen nun die Frage auf der Zunge liegt: «Was soll ich denn nun praktisch machen, wie soll ich am besten essen?», dann lässt sich das auf die einfache Formel bringen: «Eine Regel reicht»:

Hören Sie auf Ihren körperlichen Hunger: Essen Sie nur dann, wenn Sie echten Hunger haben, und zwar nur das, worauf Sie Lust verspüren, was Ihnen gut schmeckt und was Sie gut vertragen. Denn: Jeder Mensch is(s)t anders. Und wer außer Ihrem Körper sollte wissen, welches Essen gut und gesund für Sie ist?

Gesunde Menschen vertrauen daher besser ihrem eigenen Körper statt Ernährungsregeln, die auf ganz wackeligen Statistikbeinchen stehen.

Die elf Essenzen der echten Esser

Reicht Ihnen diese eine «All-in-one»-Regel nicht? Nun, für alle, die sich an die «10 Regeln der DGE» gewöhnt haben und gerne weiterhin 10 – neue lebensnahe – Regeln wünschen, für die legen wir noch eine drauf. Nachfolgend finden Sie daher die «Elf Essenzen der echten Esser», die die Inhalte dieses Buchs für den praktischen Ess-Alltag kompakt zusammenfassen – oder wie man so schön sagt: die «Take Home Message der To Dos» zum echten Essen. Man könnte es auch den kleinen «Leitfaden für intuitives Essen» nennen – natürlich völlig unverbindlich, denn Sie wissen ja: Jeder Mensch is(s)t anders.

1. Essen Sie nur,
   – wenn Sie Hunger haben,
   – worauf Sie Lust haben,
   – was Ihnen schmeckt.

   Mit diesen Gefühlen stellt Ihre kulinarische Körperintelligenz sicher, dass Ihr Körper genau die Nährstoffe erhält, die er benötigt. Essen Sie nicht nach Uhrzeiten, sondern nach Ihren Bedürfnissen. Ihr Hungergefühl sagt Ihnen Bescheid.

2. Wir sind evolutionsbiologisch weder Vege- noch Carnetarier und sicher auch keine Veganer. Der Mensch ist von Natur aus Allesfresser. Daher verbieten Sie sich grundsätzlich nichts. Jedes Nahrungsmittel, das Ihnen

schmeckt, ist erlaubt; es kommt weniger darauf an, was Sie essen, sondern wie Sie sich dabei fühlen: je besser, desto besser.

3. Lassen Sie sich beim Essen nicht ablenken und schmecken Sie bewusst mit allen Sinnen – wenn Sie essen, dann essen Sie. Genießen Sie jede Mahlzeit, und zwar in Ihrer eigenen Verzehrgeschwindigkeit. Zur kulinarischen Entschleunigung des Alltags gönnen Sie sich die Zeit, die Sie brauchen, essen Sie ohne Hektik, ohne Termindruck. Aber wissen Sie auch: den Quatsch vom «oft und intensiv kauen», langsam essen und der «bösen Ablenkung TV, PC oder Zeitung» können Sie getrost vergessen. Sie entscheiden, wie Sie am liebsten essen.

4. Sorgen Sie für Ihre ganz persönliche «Essthetik.» Das Essen muss so aussehen, dass es Ihre Vorfreude steigert, denn Ihr Auge isst mit. Genuss mit allen Sinnen.

5. Essen Sie sich satt: Das ist das Ziel der Nahrungsaufnahme; verbunden mit einem entspannenden Wohlgefühl als körperliche Belohnung zur Lebenserhaltung. Wenn Sie häufig aufhören, bevor Sie satt sind, züchten Sie sich ein andauerndes, unterschwelliges Hungergefühl, das sich irgendwann sein Ventil in Heißhunger und Fressattacken sucht.

6. Sorgen Sie mit neuen Kreationen immer wieder für Abwechslung auf dem Teller – das erweitert Ihre kulinarische Körperintelligenz. Angenehmer Nebeneffekt: Neues zu entdecken, belohnt Ihr Gehirn mit Glücksgefühlen.

7. Verwenden Sie möglichst oft frische, unverarbeitete und mit allen Sinnen getestete Nahrungsmittel. Das kann den kulinarischen Genussfaktor erhöhen und

Ihrem Körper guttun. Aber auch hier gilt: Frisch ist kein Dogma. Verarbeitet muss nicht schlechter sein. Die Vielfalt macht's.

8. Reizen Sie gelegentlich Ihr Hungergefühl aus, bis Sie «vor Hunger sterben». Lassen Sie dann in entsprechend privatem Umfeld Ihrer gesteigerten Esslust verstandesbefreit und ohne Beachtung gesellschaftlicher Normen freien Lauf und essen Sie, wie Sie wollen.
9. Stark verarbeitete Lebensmittel und Getränke mit den Bezeichnungen «light», «Diät», «ohne Zucker», «kalorienarm» und «fettreduziert» können die kulinarische Intelligenz Ihres Körpers stören, den Wert von Nahrungsmitteln korrekt einzuschätzen. Machen Sie daher den verstandesbefreiten, rein gefühlten Geschmackstest und probieren Sie unbedingt auch die Vollversionen dieser Produkte. Entscheiden Sie anschließend ehrlich und im wahrsten Sinne aus dem Bauch heraus, was Ihnen besser schmeckt.
10. Es gibt grundsätzlich weder gesunde Nahrungsmittel noch ungesundes Essen. Allein die Menge ist entscheidend. Alles ist erlaubt. Ihre kulinarische Körperintelligenz reguliert Ihr Hunger- und Lustempfinden nach den erforderlichen Nährstoffen. Dementsprechend abwechslungsreich und ausgewogen ernähren sich Echte Esser.
11. Ignorieren Sie alle Meldungen zu gesundem Essen. Gesund ist nur, was Ihnen schmeckt, nicht, was über viele Medien als gesund dargestellt wird.

Besondere Zielgruppen

Special 1: Kinderernährung zwischen Wahn, Wunsch und Wirklichkeit

Eltern wollen nur das Beste für ihren Nachwuchs. Und dazu gehört natürlich auch, seine Kinder gesund zu ernähren. Gesunde Ernährung für Kinder ist ein hochsensibles Thema, denn keine Mutter will sich vorwerfen lassen, sie versorge das eigene Fleisch und Blut nicht anständig! Auf dementsprechend fruchtbaren Boden fallen die zahlreichen Ratschläge und Regeln, wie Kinder heutzutage gesund ernährt werden sollen. Doch was ist «gesunde Ernährung» für Kinder? Was weiß die Wissenschaft, welche Erkenntnisse sind gesichert? Wonach sollten sich Eltern richten? Was wollen die Kinder und warum? Nach Lektüre dieses Kapitels kennen Sie alle Antworten und noch mehr interessante, teils sehr überraschende Fakten.

Gesund und munter

Grundsätzlich gilt: Den Kindern und Jugendlichen in Deutschland geht es gut. Gemäß 2013er-Daten des Robert-Koch-Instituts bewerten 94 Prozent der befragten Eltern den Gesundheitszustand ihrer Kinder als gut oder sehr gut. Auch in puncto Körpergewicht zeigt die Statistik begrüßenswerte Daten: Den Ergebnissen der paneuropäischen IDEFICS-Studie (zur Erforschung von Übergewicht von Kindern) zufolge dominieren in allen deutschen Bildungsschichten normalgewichtige Kinder (zwischen 68 und 80 Prozent). Interessant: In allen Schichten leben mehr untergewichtige (circa 10 Prozent) als fettleibige Kids (zwischen 3 und 8 Prozent). Von einer «Generation fetter Kinder» kann also beileibe nicht die Rede sein, derartige Panikmache muss unter Propaganda verbucht werden. Über alle Schichten und Altersklassen hinweg betrachtet zeigen sowohl IDEFICS als auch die KiGGS-Studie des Robert-Koch-Instituts, dass etwa drei Viertel der deutschen Kinder und Jugendlichen normalgewichtig sind. Den höchsten Anteil fettleibiger Kinder (20 Prozent) hat übrigens Italien – vielleicht schmeckt die «gesunde Mittelmeerkost» ja so lecker ... Zu diesen Zahlen sollte man wissen: Wie die Daten zu Erwachsenen basieren auch die Kindergewichtsklassen auf dem BMI – der bekanntermaßen nicht viel taugt.

Nun, da es dem Nachwuchs gutgeht und allgemeine Gewichtsprobleme kein Thema sind, muss man sich über den Gesundheitszustand der Kinder eigentlich keine Gedanken machen. Doch dem ist nicht so, denn die widerspenstigen Kleinen wollen sich einfach nicht so ernähren, wie es die Ernährungsfunktionäre für gesund halten! Der Nachwuchs isst doch tatsächlich fast nur Lebensmittel am liebsten, die von der Gesundheitspolizei als ungesund abgestraft werden: Pizza, Nudeln, Pommes und Schnitzel sind die kulinarischen Favoriten der Kinder, dazu natürlich gerne Süßigkeiten. Das «gesunde» Obst und Gemüse hingegen wird meist verschmäht. Aber aufgrund der allgegenwärtigen Propaganda zur gesunden Kinderernährung haben viele Eltern ein schlechtes Gewissen, weil das Essverhalten der eigenen Kinder so gar nicht den publizierten Regeln entspricht. Doch dieses schlechte Gewissen muss nicht sein.

Keine Beweise für gesunde Kinderernährung!

Genauso wenig, wie es gesicherte Erkenntnisse zur gesunden Ernährung bei Erwachsenen gibt, genauso wenig weiß die Wissenschaft darüber, welches Essen für Kinder und Jugendliche gesundheitsfördernd ist. Die Gründe sind die gleichen: Ernährungsstudien können keine Beweise liefern, sondern nur statistische Zusammenhänge. Hinzu kommt, dass für Kinder und Jugendliche wesentlich weniger Beobachtungsstudien vorliegen, die klare Korrelationen zeigen. Ganz im Gegenteil. Die meisten Studien, die Zusammenhänge zwischen Kinderernährung und Körpergewicht untersucht haben, zeigen *keine* statistisch signifikanten Zusammenhänge. Fastfood und Übergewicht? Süßigkeiten und Fettleibigkeit? Obst, Gemüse und Normalgewicht? Es gibt keine gesicherten Daten, die auch nur annähernd eine Warnung vor Fastfood oder eine Empfehlung pro Gemüse rechtfertigen. Und selbst wenn diese Korrelationen vorliegen würden, wäre das noch immer kein Ursache-Wirkungs-Beleg; denn zahlreiche andere Lebensstilfaktoren können für kindliche Adipositas verantwortlich sein.

Der Rat an alle Eltern kann daher nur lauten: Machen Sie sich keine Gedanken, wenn Ihr Kind nicht das isst, was missionarische Ernährungsapostel fordern, sondern freuen Sie sich, wenn Ihr Kind Spaß am Essen hat und ein gesundes Körpergefühl für Hunger und Sättigung entwickelt. Gerade

Letztgenanntes kann dazu beitragen, die Kinder davor zu schützen, dass sie frühzeitig Essstörungen entwickeln.

Gut möglich, dass Sie sich jetzt fragen: Wenn also niemand weiß, was gesunde Kinderernährung sein soll, wie bitte schön soll ich dann als treusorgende Mutter mein Kind gesund ernähren? Ganz einfach: Es kann nur eine Person geben, die das weiß.

Kinder wissen, was gesund für sie ist!

Kinder haben uns Erwachsenen etwas Entscheidendes voraus: ihr Ess-Instinkt wurde noch nicht von Ernährungspropaganda verdorben. Aus diesem Grund vertrauen Kinder voll und ganz auf ihren Körper, der ihnen sagt, was gutes Essen ist und was er nicht will – und zwar aus biologisch-physiologischen Gründen, nicht aus ideologischen. **Gesund ist das, was die Kinder gerne und mit Genuss essen.** Sendet das Körperfeedback positive Signale wie «lecker, das schmeckt, ich fühle mich gut», dann haben die Eltern genau das richtige, kindergesunde Essen serviert. Alles, was Kindern jedoch nicht schmeckt, kann aus evolutionsbiologischen Gründen nicht gesund sein – denn ihr sensibler heranwachsender Körper lehnt es ab. Und darauf sollten auch die Eltern hören, zum Wohl der Kinder.

Als Eltern bestimmen Sie, was auf den Tisch kommt, aber die Kinder bestimmen, was in den Mund kommt. Geben Sie den Kindern Mitbestimmungsrechte beim «Was» und lassen Sie sie dann selbst entscheiden, wie viel sie sich wovon auf den Teller legen. Bieten Sie stets Neues zum Probieren an, fördern Sie die Genussfähigkeit ihres Kindes und haben Sie Geduld und Verständnis – denn auf einem Kinderteller bleibt meistens etwas übrig, weil Heranwachsende noch kein ausgereiftes Gefühl für die richtige Menge entwickelt haben. Gut zu wissen: Entsprechend ihren Entwicklungsphasen durchleben Kinder auch sehr spezielle Essphasen. Es kann sein, dass sie wochen- oder gar monatelang fast immer nur eine sehr eng begrenzte Auswahl an Speisen essen, die sie gut kennen. Das nennt man die «Picky eater»-Phase oder «selektives Essverhalten» – hier dominiert evolutionsbiologisch der «skeptische Sicherheitsaspekt»: der Körper weiß, welche Nährstoffe zum Wachsen und Gedeihen das bekannte und akzeptierte Essen liefert, und er will in dieser Phase keine Experimente mit neuer, unbekannter Nahrung wagen. In der Regel können Eltern in dieser Zeit entspannt bleiben und ihren Sprösslingen unbesorgt so lange ihre Lieblingsspeisen servieren, bis sie von sich aus wieder nach neuen Speisen fragen (denn ewig wird kein Kind das Gleiche essen, da können Sie sicher sein). Diese Phase «einseitiger Ernährung» kann wiederum vom genauen Gegenteil abgelöst werden: der Experimentierphase.

Hier will das Kind Neues entdecken, die juvenile Biologie vergrößert ihr Jagdrevier und erweitert so ihr Nahrungsspektrum. Aufmerksame Eltern sollten diesen Erkundungsdrang fördern, indem sie den Nachwuchs neugierig machen auf unbekannte Lebensmittel und neue Geschmäcker, indem sie für Vielfalt und Abwechslung auf Tisch und Teller sorgen und den Genuss vorleben. Je mehr ein Kind probieren kann und will, desto besser. Dazu gehören natürlich auch unbekannte Gemüse. Nur eines sollte selbstverständlich sein: Wenn es dem Kind nicht schmeckt, ist die Forderung «Das muss gegessen werden» tabu. Denn egal, wie häufig man auch liest, wie gesund doch Broccoli, Spinat & Co. für die lieben Kleinen seien, wenn es den Kindern nicht schmeckt, verbannen Sie es vom Teller. Auch die stets gut gemeinten Tipps cleverer Ernährungsexperten, wie man den Kids das ungeliebte Gemüse durch verspielte Verarbeitung «unterjubelt», gehören in den Biomüll – denn sie ändern nichts daran, dass dem kleinen Körper etwas eingetrichtert werden soll, das ihm physiologische Probleme bereiten kann.

Kinder brauchen Energie!

Kinderkörper benötigen zur biologischen Weiterentwicklung keine sekundären Pflanzenstoffe, sondern primär Energie, die gesundes, ungestörtes Wachstum ermöglicht: Eiweiß, Fett und Kohlenhydrate. Daher präferieren Heranwachsende energiereiche Lebensmittel, die – ganz wichtig – sowohl leicht und gut verdaulich sind als auch schnell und viel Power liefern. Und so verwundert es nicht, dass bei Umfragen die kinderkulinarischen Highlights immer die gleichen sind: Pommes, Pizza, Spaghetti, Schnitzel. Obst und Gemüse? Interessiert nur am Rande, respektive wird verschmäht. Auch das Wörtchen «gesund» erzeugt bei vielen Kindern eine Abwehrhaltung. «Lecker» finden sie besser ... doch warum lassen umtriebige Ernährungsfunktionäre die Kinder nicht einfach essen, was sie wollen und was ihnen schmeckt, sondern versuchen ihnen mit obsessivem Schuleifer die frei erfundene Gesundkost einzuverleiben? Die Antwort können nur die zuständigen Ernährungs- und Gesundheitsminister geben. Interessant ist, dass hauseigene Ministerialstudien genau die oben aufgeführten Vorlieben der Kinder aufzeigen – und trotzdem wird agiert, als müsse man zwangsernähren ...

Pizza hui, Spinat pfui!

Ende November 2014 präsentierten Wissenschaftler eine Studie der Hamburger Hochschule für Angewandte Wissenschaften zum Thema «Ernährung in Schulen», die im Auftrag des Bundesministeriums für Ernährung und Landwirtschaft durchgeführt wurde. Die Autoren befragten dazu auch mehr als 12 000 Schüler. Heraus kam unter anderem eine Top-10-Hitliste «Mag ich gar nicht essen». Und hier dominieren (wen wundert's?) Gemüse: Spinat, Broccoli, Pilze und Spargel. Aus kinderkörperlich-physiologischer Sicht ist das absolut nachvollziehbar, denn Spinat enthält beispielsweise Oxalsäure: die greift den Zahlschmelz an und fördert Nierensteine. Ein gesundes Kind lehnt derartiges Essen instinktiv ab, denn das Signal lautet: es schmeckt nicht. Und beim «Supergemüse» Broccoli entstehen nach Verzehr aus dem natürlichen Inhaltsstoff Sulforaphan in der Leber sogenannte Dithiocarbamate, das sind aggressive Pestizide, meist Pilzvernichtungsmittel, deren Einsatz weitgehend verboten werden musste: Sie stehen im Verdacht, beispielsweise Nervenschäden und Schilddrüsenprobleme auszulösen. Die Mengen an fragwürdigen Dithiocarbamaten, die im kindlichen Körper durch Broccoli entstehen, können weit über den zulässigen Höchstmengen für Pestizide liegen. Kein Wunder, dass Broccoli auf der «Bah-Pfui»-Hitliste rangiert.

Und was schmeckt den Schülern? In der Hitliste «Most Wanted auf dem Teller» treffen wir die altbekannten lukullischen Lieblinge: Nudeln, Pizza, Pfannkuchen, Pommes und Schnitzel. Und die Hamburger Studie zur Schulverpflegung hat noch etwas gezeigt: Den Kindern munden ihre Mittagsmahlzeiten am «Arbeitsplatz». Etwa der Hälfte aller Schüler schmeckt das Essen sehr gut oder gut, insgesamt liegt die Note bei einer Zwei minus, und das ist unterm Strich, was auf dem Tisch zählt. Könnte man meinen. Aber nein, andere ideologische Randerscheinungen der Studie ließen sich öffentlichkeitswirksam besser verbraten: Die Pennäler bekämen zu viel Fleisch und zu wenig Gemüse und das Essen entspreche nicht den DGE-Standards zur «gesunden» Kinderernährung. Der Minister sieht Handlungsbedarf!

DGE-Regeln zur Kinderernährung untauglich

Dazu muss man wissen: Erstens gibt es bis dato keinen einzigen Beweis, dass die DGE-Regeln zur Kinderernährung die Gesundheit der Kinder auch nur ein Promille fördern – und damit gibt es auch keine Sicherheit, dass diese frei erfundenen Regeln zur Zwangsernährung dem Nachwuchs nicht vielleicht sogar schaden. Zweitens weiß niemand, wie viel Fleisch «zu viel» ist, geschweige denn, was gesunde Ernährung für Kinder sein soll. In diesem Zusammenhang sei ein Medienbericht in der FAZ erwähnt: hier bestätigte Andreas Pfeiffer, Professor an der Berliner Charité und am Deutschen Institut für Ernährungsforschung in Potsdam, dass keine Evidenz «speziell für Kinder und Jugendliche im Schulalter» vorliegt, «dass viel Fleisch nicht gut ist». Kurzum: Man weiß nichts, tut aber im Lichte der Öffentlichkeit gerne so, als wolle man nur das Beste für die Gesundheit der lieben Kleinen. Das Geld jedoch, das die Politik in dieser überflüssigen öffentlichen Debatte verschwendet, sollte lieber in nahrhaftes Schulessen investiert werden – und zwar am besten unter primärer Berücksichtigung der Wünsche der Kinder, denn nur sie wissen, was ihnen schmeckt und gut bekommt.

Begrüßenswerterweise scheint diese «Primärerkenntnis» seit Februar 2015 auch bei Bundesminister Christian Schmidt im Fokus der Schulernährung zu stehen: «Essen soll schmecken und Spaß machen», gab Schmidt anlässlich der Bildungsmesse *didacta* bekannt. Zudem solle es auch gesund sein – klar, dieser im wahrsten Sinn politisch korrekte Halbsatz durfte trotz fehlenden Wissens nicht fehlen.

Fastfood und Übergewicht: Kein Zusammenhang

Kurz vor der Schulessen-Umfrage ergaben gleich mehrere internationale Studien unisono, dass es keinen Zusammenhang zwischen Fastfood, «gesunder» Ernährung und dem Körpergewicht von Kindern besteht. So überraschte eine große globale Studie mit 200 000 Jugendlichen aus 36 Ländern, erschienen im *British Medical Journal* (BMJ-open), mit folgendem Ergebnis: Mehr als 50 Prozent der Mädchen und Jungen essen häufig oder sehr häufig Fastfood, und diese Jugendlichen haben einen *niedrigeren* BMI als ihre Altersgenossen mit einem geringen Verzehr von Burgern. Wir wollen jetzt weder die Hypothese in den Raum stellen, Fastfood mache dünn, noch dass die Studie von McDonald's oder Burger King finanziert wurde. Die neuseeländischen Studienleiter der University of Auckland und der University of Otaga gaben keine Interessenkonflikte an. Eines jedoch zeigte die Studie ganz klar: Weder bei Kindern noch bei Jugendlichen war ein praktisch relevanter Zusammenhang zwischen Fastfood und BMI erkennbar (Unterschiede im 0,1 bis 0,2 BMI-Punkte-Bereich). Fastfood als Dickmacher? Der BMJ-Studie zufolge ist dies definitiv auszuschließen.

Darüber hinaus zeigte eine repräsentative Studie mit 2571 Kindern zwischen 7 und 9 Jahren nur kurz zuvor: Fernsehen, Fastfood und wenig Sport sind keine Risikofaktoren für Fettleibigkeit. Die Autoren widerlegten mit ihrer Untersuchung den weit verbreiteten Irrglauben, dass fettleibige Kinder mehr fernsehen, öfter Hamburger, Pommes und Pizza essen und weniger Sport treiben als normalgewichtige Kinder. Eine weitere aktuelle Studie bestätigte diese Ergebnisse: Kein Zusammenhang zwischen «gesunder» Ernährung, sitzenden Tätigkeiten und sportlicher Aktivität mit Übergewicht und Adipositas bei 686 Kindern zwischen 9 und 11 Jahren. Beide Studien – die unabhängig voneinander in Polen und Portugal durchgeführt wurden – benennen einen Faktor als statistisch signifikant, den flankierend auch eine weitere, norwegische Untersuchung bestätigte: **Fettleibige Eltern haben häufiger fettleibige Kinder.** Wenn gleich drei neue europäische Studien zu diesem Ergebnis kommen, das bereits in der Vergangenheit klar benannt wurde (2012, Imperial College of London «Adipositas der Eltern ist der wichtigste Vorhersagefaktor für Fettleibigkeit der Kinder»), dann spricht das klar für die Gene als dominierende Adipositas-Ursache.

Dicke Eltern – dicke Kinder

So wurde das Kernergebnis der aktuellen Studien, dass ein hoher Eltern-BMI mit übergewichtigem Nachwuchs einhergeht, fast zeitgleich durch den Leiter einer Studie des Universitätsklinikums Ulm, Kinder- und Jugendarzt Professor Martin Wabitsch, untermauert: «Das Gewicht der Mütter, bevor sie schwanger wurden, bestimmt auch später das

Gewicht der Kinder im Grundschulalter.» Auch daraus resultierende Stoffwechselkrankheiten ließen sich nicht mit «gesunder» Ernährung therapieren: «Die Kinder können nichts dafür und der Stoffwechsel lässt sich auch nicht umprogrammieren», erklärte Wabitsch der *Welt* (2014).

Umprogrammiert werden sollten hingegen die antiquierten Denkmechanismen deutscher Politiker, denn nicht nur die aktuellen Studienergebnisse entlarven die reflexartigen Politik-Vorstöße einmal mehr als pure Hilflosigkeit, die in gewohnt gebetsmühlenartigem Aktionismus mündet: Wenn Ernährungs und Landwirtschaftsminister Christian Schmidt Ernährungserziehung zu Hause, in Kitas und Schulen fordert und die Vorsitzende des Verbraucherausschusses im Bundestag, die Grünen-Politikerin Renate Künast, Lebensmittelwerbung für Kinder verbieten will, dann muss man ernsthaft in Zweifel ziehen, dass führende deutsche Politiker den aktuellen Stand der Wissenschaft kennen. Gleiches gilt für die Deutsche Allianz [gegen] Nichtübertragbare Krankheiten (DANK), die täglich eine Stunde Sport in Schulen und Kitas sowie eine Zucker- und Fettsteuer auf «ungesunde» Lebensmittel fordert, denn: Bis dato hat die Wissenschaft keinen einzigen Beweis erbracht, dass irgendein Lebensmittel oder eine Ernährungsform Kinder dick oder dünn, krank oder gesund macht – geschweige denn liegen Belege vor, was «gesunde» Kinderernährung sein soll. Und selbst die staatlich geförderten Ernährungsinstitutionen Deutsche Gesellschaft für Ernährung (DGE), Deutsches Institut für Ernährungsforschung (DIfE) und aid-Informationsdienst sind der Meinung: **«Die Einteilung in gesunde und ungesunde Lebensmittel hat keinen Sinn.»** Auch dass regelmäßiger Sport die Kinder vor irgendetwas schützt, ist ein reines Ammenmärchen. All das wird durch die jüngsten Untersuchungen erneut bestätigt.

Gesüßte Getränke machen Kinder dick? Beileibe nicht!

Ein weiteres Bespiel der bewussten Diskreditierung «unschuldiger Lebensmittel», ohne dass wissenschaftliche Beweise vorliegen, ist der Stempel «Dickmacher» auf Softdrinks (also Limonaden, Cola und generell gezuckerte Getränke). Derzeit ist ja schwer angesagt, die von Kindern geliebten süßen Softdrinks zu verbieten, zu versteuern, zu verteufeln. Doch wie bei allem ernährungsapostolischen Übereifer offenbart auch hier ein Blick hinter die Studienkulissen die Haltlosigkeit dieser Forderungen: Es existieren keine konsistenten Korrelationen zur hypothetischen Ableitung dick- oder krankmachender Effekte von Limo und Co. – von Beweisen ganz zu schweigen (die wird man nicht finden, das wissen Sie inzwischen). Und es kommt sogar noch «besser»: Aktuelle Studien zeigen überraschende Korrelationen, die der Gesundheitspolizei so gar nicht schmecken.

So ergab die aktuelle Auswertung eines «Review of 13 Reviews» im August 2015: der Zusammenhang zwischen dem Konsum gesüßter Getränke und dem Gewicht von Kindern ist absolut unklar. Damit bestätigte diese Großstudie fast zeitgleich eine weitere Publikation, die das generelle Fehlen von Beweisen beim Zusammenhang von Zuckerkonsum und Körpergewicht beklagt. Diesen ökotrophologischen Normalzustand «Wir wissen, dass wir nichts wissen» verdeutlichen weitere neue Studien: Der hohe Konsum gesüßter Getränke war bei Mädchen mit einem höheren BMI, aber nicht mit höherer Fettmasse verbunden – also waren sie schwerer, aber nicht dicker (fetter). Bei Jungen bestand weder ein Zusammenhang mit BMI noch mit Fettmasse – jedoch waren sie umso größer, je mehr gesüßte Getränke sie konsumierten. Das ist doch toll: Limotrinkende Buben werden nicht dicker, aber größer. Und welche Eltern wollen denn kein großes Kind?

Eine weitere Studie ergab: Kinder verzehren zugesetzten Zucker nicht vorwiegend als Limo & Co., denn 78 Prozent davon werden in fester Form verspeist – und der Zusammenhang zeigte: je höher dieser Verzehr, desto niedriger die Faktoren für Fettleibigkeit (BMI, Fettmasse, Hüftumfang). Und das ist dann ja noch toller: Die Softdrinker-Kids sind also sogar dünner. Kleiner Wermutstropfen für alle Befürworter des «juvenilen Limo-Abspeckismus»: Dieser «added sugar» liefert insgesamt nur zwölf Prozent der Energie, die Kinder täglich aufnehmen.

O Gott, O-Saft-Steuer?

Der gleiche Studienleiter konstatierte übrigens in einer Publikation im Jahr zuvor: Zugesetzter Zucker in fester und flüssiger Form steht in keinem Zusammenhang mit Fettleibigkeitsfaktoren bei Kindern. Dies gilt jedoch nicht für hundertprozentigen Fruchtsaft: Zweijährige Kleinkinder, die regelmäßig Fruchtsäfte trinken, haben ein höheres Risiko, bis zum vierten Lebensjahr übergewichtig zu werden. Also besser auf eine O-Saft-Steuer umschwenken?

Natürlich nicht. Denn für alle Restriktionsaktivisten und Anti-Ernährungs-Irgendwas-Propagandisten gilt gleichermaßen: Entweder sie sind nicht in der Lage, die Daten aktueller Studien zu analysieren; dann sind sie zu dumm für diesen Bereich und sollten etwas anderes verbieten wollen. Oder aber die Panikmacher kennen die Inkonsistenz und Aussagekraft oder besser Aussageschwäche dieser öktrophologischen Arbeiten, dann darf man mutmaßen: Sie täuschen die Öffentlichkeit bewusst, um mit ihren frei erfundenen Verbots- und Besteuerungsforderungen ihre eigenen Machtansprüche zu demonstrieren und die «gesundheitsrelevante» Deutungshoheit für sich zu beanspruchen. Wer das weiß, kann seinem Kind die nächste Limo mit gutem Gewissen gönnen – denn Beweise, dass Limo ungesund ist, dick macht oder der Verzicht darauf «kindliche[r] Fettleibigkeit» vorbeugt, gibt es: keine.

Abspeckprogramme für Kinder – nutzlos bis gefährlich

Überhaupt hat bis heute keine Maßnahme dazu geführt, Adipositas bei Kindern vorzubeugen, geschweige denn, dass dicke Kinder dauerhaft abnehmen. So mahnte Professor Wabitsch bereits Mitte 2012 öffentlich: «Für Jugendliche mit extremer Adipositas gibt es bislang kein überzeugendes wissenschaftlich basiertes Behandlungs- und Betreuungskonzept, weder in Deutschland noch in anderen Ländern.» Und Dr. Bärbel-Maria Kurth, Leiterin der KiGGS-Studie des Robert-Koch-Instituts, ergänzte: «Für Adipositas gibt es kaum wirkungsvolle Ansätze, noch haben Präventionsmaßnahmen auf Bevölkerungsebene bislang nachhaltige Ergebnisse gezeigt.» Kurz danach stimmte auch die damalige Präsidentin der Bundeszentrale für gesundheitliche Aufklärung (BZgA), Professorin Elisabeth Pott, in den Mahnkanon ein: «Die Defizite in der Versorgung übergewichtiger Kinder und Jugendlicher in Deutschland zeigen, dass es bislang nicht gelungen ist, für diese jungen Patienten effektive und konstante Programme und Beratungsangebote zu schaffen.» Zu diesem vernichtenden Urteil kam die BZgA nach Auswertung der ersten und bis dato einzigen Langzeitstudie diverser Therapiemaßnahmen für übergewichtige Kinder.

Diese Aussagen zeigen ganz klar: Reflexartige Forderungen von Politikern nach «mehr Bewegung und gesunder Ernährung» sind nicht mehr als hilflose Polemik, die bei dicken Kindern nur zu Frustration führen, weil die Maßnahmen nicht den gewünschten Erfolg bringen. Stattdessen können die Kinder nur scheitern und suchen womöglich eine Teilschuld bei sich selbst, was in einen Teufelskreis (gescheiterte Abspeckversuche – Versagensangst – Frustessen – Gewichtszunahme – Essstörungen – Gescheiterte Abspeckversuche) münden kann. Das gilt im Übrigen nicht nur für professionelle Therapiemaßnahmen, sondern auch für ganz banale Diäten, die als Einstiegsdroge in Essstörungen gelten. Die Wahrscheinlichkeit, nach Diäten eine Bulimie (Ess-Brechsucht), Magersucht oder Orthorexie (Zwang, nur noch Gesundes zu essen) zu entwickeln, ist bei Kindern höher als bei Erwachsenen. Echte Hilfe für Betroffene, die tatsächlich Unterstützung benötigen und wünschen, gibt es leider nicht. Es herrscht also große Ratlosigkeit bei der Frage, wie aus dicken Kindern dünne werden können.

Ess- und Wahrnehmungsstörungen bei Kindern

Die Frage, die sich stattdessen aufdrängt, lautet: Was bezwecken Politiker und Lobbyisten mit dieser Gießkannen-Bevormundung von Kindern und Jugendlichen, wenn keine wissenschaftlichen Beweise für deren Forderungen vorliegen und Schäden für die kindliche Entwicklung nicht ausgeschlossen werden können? Beispielsweise ergab die Kinder- und Jugendstudie (KiGGS) des Robert-Koch-Instituts (RKI): Mehr als 20 Prozent aller 11- bis 17-Jährigen in Deutschland zeigen Anzeichen für eine Essstörung – und viele leiden an Wahrnehmungsverzerrungen: «Das **gefühlte Übergewicht** wiegt schwerer als tatsächliche Kilos zu viel», zeigen sowohl die KiGGS-Studie als auch WHO-Daten. Es sei «sehr sorgsam zu überlegen, inwieweit die derzeit allgegenwärtigen Kampagnen gegen das Übergewicht den Anteil der Jugendlichen erhöhen, die sich ohne Grund als zu dick erachten. Dabei geht es um einen sehr großen Anteil normalgewichtiger Jungen und Mädchen, die sich für ‹zu dick› oder ‹viel zu dick› halten», lautete das RKI-Fazit bereits 2008. In der Kinder- und Jugendpsychologie entwickelt sich daher der Konsens, das «sich dick fühlen auch dick machen kann», was unter anderem 2012 durch eine norwegische Studie bestätigt wurde.

Natürlich leben fettleibige Kinder unter uns, und darüber muss man diskutieren. Die Gretchenfrage lautet: Warum sind 3,8 Prozent der Jungs und 5,6 Prozent der Mädchen adipös (IDEFICS-Studie)? Einerseits gehört zu einer humanbiologischen Normalverteilung einer Spezies die große Masse in der Mitte (normalgewichtig) mit Extremen an beiden Enden: untergewichtig und adipös – also alles ganz normal hierzulande. Andererseits will die Wissenschaft natürlich gerne Erklärungen liefern, die leicht verständlich sind für jedermann. Da fehlende Daten es seriösen Wissenschaftlern nicht erlauben, Fastfood, Limo und Süßigkeiten als «böse Big-BMI-Buben» zu brandmarken, sucht man nach anderen adipogenen, also fettmachenden Korrelationen – und wird immer wieder fündig, teils mit sehr überraschenden Ergebnissen ...

Dickmacher Antibiotika, Wohnort und Leeressen?!

Zu den mittlerweile bekannten Faktoren, die mit juvenilem Übergewicht zusammenhängen, gehören: Schlafmangel, Essstörungen/psychische Probleme, niedriger Bildungs- und Sozialstatus. Die ursächlichen Zusammenhänge sind reine Spekulation und meist individuell-multikausal. Doch wurden diese «positiven Korrelationen» in den letzten Jahren in zahlreichen Studien wiederholt beobachtet. Aber das ist noch nicht alles, was als Verursacher kindlicher Speckkilos im Forscherfokus steht.

Sowohl 2012 als auch 2014 zeigten internationale Studien, dass kindliches Übergewicht mit einer erhöhten Verabreichung von Antibiotika in den ersten beiden Lebensjahren korreliert (New York School of Medicine, Children's Hospital of Philadelphia). Eine der Kausalthesen hinter der Beobachtung lautet: Antibiotika ändern die Darmflora der Säuglinge in Richtung «mehr Dickmacher-Bakterien» (siehe dazu auch Seite 109).

Doch nicht nur intrinsische (innere) Faktoren scheinen eine Rolle bei Speckrollen zu spielen: Anfang 2013 gab die

Hochschule für Technik, Wirtschaft und Kultur in Leipzig bekannt, dass «Kinder in benachteiligten Ortsteilen doppelt so häufig übergewichtig sind wie Kinder in privilegierten Gegenden». Und das unabhängig von Bildung und Einkommen, denn bei Müttern mit niedrigem sozialem Status, die in guten Gegenden leben, wurde diese Korrelation nicht beobachtet. Wilde Spekulationen über das mögliche Warum und Wieso erhitzten daraufhin die Gemüter. Vielleicht sind ja die Supermärkte schuld: Laut Aussage des Boston Children's Hospital sind Kinder, die in der Nähe von Supermärkten leben, dicker.

Oder aber die Eltern sorgen dafür, indem sie bereits ihren Säuglingen das «Überessen» (immer schön das Fläschchen leertrinken) anerziehen. Dies könnte amerikanischen Forschern zufolge dazu führen, dass diese Kinder kein richtiges Hunger- und Sättigungsgefühl entwickeln, sich daher später «überessen» – und dick werden. Genauso adipogen könnte das «Teller leeressen»-Kommando besorgter Eltern wirken: «Dieses erzieherische Verhalten verhindert, dass Kinder auf ihr eigenes Hunger- und Sättigungsgefühl achten», erklärte Dr. Ulrich Fegeler vom Berufsverband der Kinder- und Jugendärzte 2013 in einem dpa-Interview. Weiter zitiert er eine Studie, dass Kinder, denen bestimmte Lebensmittel verboten werden, bereits in der Jugend zu Übergewicht tendieren. Andere intrafamiliäre Faktoren, die zu Übergewicht führen können, sind wesentlich ernsthafter zu betrachten.

Missbrauch, Scheidung und Geschwister machen dick?!

Wissenschaftler der Boston University School of Medicine konnten Mitte 2012 zeigen, dass Kinder, die frühzeitig sexuelle oder physische Gewalt erleiden, ein um bis zu 30 Prozent höheres Risiko aufweisen, zu fettleibigen Erwachsenen zu werden. Dieses Ergebnis wurde 2014 von einer norwegischen Studie bestätigt. Emotional Eating, also hungerfreies Essen aus Kummer, Frust oder Angst, und die daraus resultierende Entwicklung von Essstörungen könnte einer der naheliegenden Gründe sein. Dies gilt auch für die Erkenntnisse einer Studie des Norwegischen Instituts für Gesundheitsforschung: Unter Scheidungskindern finden sich etwa 50 Prozent mehr Übergewichtige und fast 90 Prozent mehr Fettleibige als bei Kindern verheirateter oder lediger Eltern. Wie bei den Leipziger Wohnort-Erkenntnissen hatte auch hier der Bildungsgrad der Mütter keinen Einfluss auf diese Korrelation.

Jedoch könnte erschwerend hinzukommen, wenn Einzelkinder zu Scheidungsopfern werden: denn Geschwisterlose zeigen per se ein mehr als 50 Prozent höheres Risiko für Übergewicht und Fettleibigkeit als Geschwisterkinder (IDEFICS-Studie unter Leitung der Universität Bremen). Als «gesundheitliche Gegenleistung» haben Einzelkinder dafür einen niedrigeren Blutdruck als ältere Geschwister (Brandeis University, USA). Doch auch dieses Ergebnis muss in Relation zu einer anderen Korrelation mit Skepsis betrachtet werden, denn: «Kinder und Jugendliche mit erhöhtem Blutdruck erzielen bessere schulische Leistungen. Außerdem haben sie weniger emotionale Probleme und Verhaltensstörungen als andere Kinder im gleichen Alter mit normalem Blutdruck. Bluthochdruck macht junge Menschen zufriedener und gelassener», konstatierten die Autoren einer Studie der Klinik für Psychosomatische Medizin und Psychotherapie der Universitätsmedizin Göttingen 2013. Interessant: Die «zufriedeneren und gelasseneren» Bluthochdruckkinder neigten eher zu Übergewicht.

Kita und Grundschule als Fettförderer?!

Nun wird's spannend, Eltern aufgepasst, in wessen Obhut ihr eure Kinder gebt: Die University of Montreal gab Ende 2012 bekannt, dass Kinder, die eine Kindertagesstätte besuchen, doppelt so häufig übergewichtig sind wie Gleichaltrige, die ihre Zeit zu Hause verbringen. Und wer danach die Grundschule besucht, für den kommt's doppelt dick: «Dickmacher Einschulung» betitelte die Johannes Gutenberg-Universität Mainz eine Pressemeldung im Juli 2012. Die Wissenschaftler fanden heraus, dass «unsere Kinder kurz nach ihrer Einschulung dick werden.» In den ersten drei Jahren auf der Grundschule sei «plötzlich eine deutliche Zuwachsrate an Übergewicht» zu beobachten. Die Gründe sind – wie fast immer – unbekannt. Eine mögliche Erklärung liefert Professorin Ina Bergheim von der Friedrich-Schiller-Universität Jena: «Mit dem Schuleintritt verändert sich für die meisten Kinder das Lebensumfeld sehr stark. Plötzlich sitzen sie sehr lange und sie bewegen sich weniger.»

Doch nicht der Körper, auch der Geist könnte an der «grundschulbedingten Gewichtszunahme» beteiligt sein: «Schule macht krank?!», war die Botschaft des Kongresses für Jugendmedizin 2014. Immer mehr Kinder leiden unter

Krankheiten, die durch Schulstress verursacht werden. Und zu viel Stress kann sich bekanntermaßen auch negativ auf das Essverhalten auswirken – Emotional Eating lässt grüßen. Vielleicht aber sind ganz andere «exotische» Korrelationen auch kausal verdächtig, wenn sie näher erforscht würden: Ab der «dickmachenden» Einschulung gehen viele Kinder erstmals zur Zahnvorsorge, da ab dem 6. Lebensjahr zweimal jährlich die Prophylaxe von den Krankenkassen bezahlt wird. In diesem Fall jedoch können sich Statistiker mit einem Urteil wohl weit aus dem Fenster lehnen: Außer einem zeitlichen Zusammenhang zwischen Dickwerden und Zahnprophylaxe dürfte es keine Gemeinsamkeiten geben. So sicher, wie man sich hier sein kann, so sicher überraschen die folgenden Ergebnisse einer Schoko-Studie ...

Je mehr Schokolade – desto dünner das Kind

Isst Ihr Kind gerne viel Schokolade? Dann dürfte es gemäß Ergebnissen einer paneuropäischen Studie der Universität von Granada dünn sein. Denn die spanischen Forscher konstatieren nach Analyse des Schokokonsums von Jugendlichen aus neun europäischen Ländern: Je höher der Verzehr, desto dünner die Teenager. Die Gruppe der Kids, die mit durchschnittlich etwa einer halben Tafel am Tag die meiste Schokolade aßen, hatten einen niedrigeren Fettanteil am Körpergewicht und einen schmaleren Bauch als die Teenies mit dem geringsten Schokoverzehr. Auch unter Berücksichtigung von Gesamtkalorienaufnahme und Sport blieb dieser Zusammenhang bestehen. Am Rande erwähnt: Dieser Zusammenhang «je mehr Schokolade, desto dünner» wurde auch für Erwachsene bereits beobachtet (University of California, San Diego).

Vegane Kinderernährung ist «Körperverletzung»

Vegane Ernährung bedeutet: frei von allen tierischen Bestandteilen; kein Fleisch, keine Milch, keine Eier, kein Joghurt, keine Sahne und keine Lebensmittel, die Zutaten tierischer Herkunft enthalten. Um es kurz zu machen: von einer veganen Ernährung für Säuglinge, kleine Kinder, Schwangere und Stillende wird unisono interdisziplinär und international abgeraten. Denn wo Erwachsene den drohenden Mangel an Eiweiß, Eisen, Kalzium, Jod, Zink und besonders Vitamin B_{12} durch gelernte Kombination und zwingend erforderliche Supplementation kompensieren können, sind unselbständige Kinder gefährdet – denn sie wissen nicht, was sie essen, und: sie wachsen noch. Daher hält die Deutsche Gesellschaft für Ernährung (DGE) «eine vegane Ernährung im gesamten Kindesalter für ungeeignet». Das Schweizerische Bundesamt für Gesundheit und die dortige Gesellschaft für Ernährung (SGE) warnen klar und unmissverständlich: «Vegane Ernährung ist wegen der Gefahr schwerer Mangelerscheinungen und gesundheitlicher Folgeschäden für Kinder nicht zu empfehlen.» Die Spannbreite reicht dabei von neurologischen Störungen bis hin zu irreparablen Hirnschäden im schlimmsten Fall. So warnt auch die Ernährungskommission der Deutschen Gesellschaft für Kinder- und Jugendmedizin (DGKJ): «Eine vegane Ernährung von Babys ist mit hohen Risiken für Nährstoffdefizite verbunden, insbesondere dem Risiko eines B_{12}-Mangels mit schwerer neurologischer Schädigung.»

Noch deutlicher erklärte Ernährungsmedizinerin Professor Zopf von der Uniklinik Erlangen in der ARD-Sendung *plusminus*, was sie auf Basis ihrer praktischen Erfahrung als Ärztin von veganer Kinderernährung hält: «Wir haben diese ganz große Gefahr, dass Kinder, die vegan ernährt werden, Probleme entwickeln, die wir nicht mehr korrigieren können. Das ist auf jeden Fall eine Form der Körperverletzung.»

FAZIT Bis dato hat die Wissenschaft keinen Beweis geliefert, was gesunde Ernährung für Kinder sein soll. Stattdessen ist zu beachten: Kinder haben ein gutes Körpergefühl, sie spüren sehr gut, was sie wann zu essen brauchen, denn ihr Kopf ist (noch) frei von Ernährungspropaganda. Man sollte ihnen daher stets Vielfalt anbieten, sie immer wieder Neues probieren lassen, ihre kulinarische Neugier wecken und fördern, Geduld haben, nichts reinzwängen, nichts verbieten und vor allem: auf die Kids hören, was sie gerne essen und was nicht. Lassen Sie die Kinder mitentscheiden, was auf den Tisch kommt, und – wenn kindliches Interesse besteht – beteiligen Sie den Nachwuchs aktiv an der Gestaltung des Essambientes, beispielsweise an der Vorbereitung des Tisches.
Besonders die Unterstützung und Förderung des Kindes, sein Hunger- und Sättigungsgefühl natürlich zu entwickeln und kennenzulernen, ist essenziell (auch um Essstörungen vorzubeugen). Daher sollte – wann immer möglich und im Alltag realisierbar – besonders bei Kindern der Hunger bestimmen, wann gegessen wird.

Wichtig ist: Den Kindern muss es erstens gut schmecken und sie sollten sich auf die Mahlzeiten freuen, weil sie hungrig sind. Sie sollten zweitens Freude am und Genuss beim Essen haben, auch weil die Eltern diese Werte vorleben und die Genussfähigkeit der Kinder fördern, und drittens Kinder sollten sich satt essen können.

Die Botschaft für Eltern lautet: Bleiben Sie entspannt und machen sich keine Gedanken, wenn Ihr Kind nicht nach den Regeln gesunder Ernährung essen will, sondern so, wie es ihm gefällt, denn: Jedes Kind is(s)t anders!

Und in puncto Schulernährung lautet der Appell an die Politiker: Sorgt für volle Kinderteller statt für leere Versprechungen! Kümmert euch um kostenloses Schulessen für alle statt um die Einhaltung willkürlicher Ernährungsregeln, von denen unklar ist, ob sie den Kindern nützen oder ihrer Gesundheit gar schaden.

Special 2: Sporternährung

Sportler sind eine beliebte Zielgruppe gewiefter Ernährungsideologen und findiger Verkäufer, die ihnen einreden möchten, für «Top-Leistung» müsse man spezielle Ernährungsformen einhalten und tolle Nahrungsergänzungsmittel schlucken. Beides ist natürlich – Sie ahnen es – völlig frei erfundener Nonsens, denn wissenschaftlich ist rein gar nichts bewiesen. Als eines von drei Specials dieses Buches wollen wir uns daher noch in einer kurzen Frage-und-Antwort-Runde insbesondere dem mythengeladenen Thema Sporternährung widmen. Beginnen wir mit der Frage, über die wohl jeder semiprofessionelle Hobby- und Freizeitsportler im Laufe seiner Karriere gegrübelt hat:

Wer Muskeln aufbauen will, braucht Eiweißpräparate! Sind solche Protein-Zusatzprodukte sinnvoll und notwendig?

Ein klares Nein! Kein Sportler benötigt Eiweißpräparate. Wir nehmen mit der normalen Ernährung mehr als genug Eiweiß auf – der Überschuss würde sogar locker reichen, um mittels Krafttraining das physiologische Maximum von 10 kg Muskelmasse pro Jahr aufzubauen.

Muss es immer nur Hühnchen sein? Oder anders: Welche Lebensmittel sind für eine hochwertige Versorgung mit Eiweiß empfehlenswert?

Hochwertiges Eiweiß liefern primär tierische Lebensmittel wie Fleisch, Eier und Käse. Auch in einigen Gemüsearten, z.B. Hülsenfrüchten wie Bohnen, Erbsen und Linsen, ist Eiweiß enthalten. Wer hier al gusto kombiniert und variiert, der ist bestens mit Eiweiß versorgt.

Wie sieht es mit dem Ausdauer-Energiespender Nummer eins aus: Welche Lebensmittel sorgen für eine hochwertige Versorgung mit Kohlenhydraten?

Die klassischen Sättigungsbeilagen liefern ordentlich Kohlenhydrate: Kartoffeln, Nudeln, Reis. Diese Lebensmittel sind für Sportler zum «Carbo-Loading» geeignet, also zum Auffüllen der Glykogenspeicher, das sind die Kohlenhydratspeicher im Körper. Darüber hinaus versorgt Brot den Körper ebenfalls mit Kohlenhydraten. Dabei spielt es keine

Rolle, ob Weißbrot oder Vollkorn, wichtiger ist: Es muss schmecken und gut verträglich sein.

Beliebtes Diskussionsthema: Welchen Anteil sollten Kohlenhydrate und welchen Eiweiß an der Ernährung haben?

Mit solchen Kunst-Werten sollte man sich gar nicht erst befassen. Diese Empfehlungen sind nicht mehr als statistische Artefakte, die je nach Ernährungsphilosophie unterschiedlich ausfallen und gerne mal geändert werden. Der beste Indikator für den Anteil an unterschiedlichen Nährstoffen, die man braucht, ist der eigene Körper. Hören Sie auf Ihren echten Hunger und essen Sie dann das, worauf Sie Lust haben, was Ihnen gut schmeckt und was Sie gut vertragen. Denn: Jeder Mensch is(s)t anders – und die «gesunde» Ernährung oder die «ideale Sportlerernährung» gibt es sowieso nicht. Vom «Essen nach Zahlen» kann man nur abraten: das kann ein gesundes Körper-Essgefühl nachhaltig stören.

Oft gehört: Auf keinen Fall vor dem Training essen! Aber wenn man vor dem Training Hunger hat: Welche Nahrungsmittel sind empfehlenswert? Und ab welchem Zeitpunkt sollte man besser nichts mehr essen?

Welche Nahrungsmittel, das ist zweitrangig. Wichtig ist, dass man nur das isst, was der Körper fordert, was einem schmeckt und was man gut verträgt. Man sollte genussvoll gesättigt ins Training gehen, jedoch kein Völlegefühl haben. Je näher der Wettkampf rückt, desto satter sollte man sein und desto leerer der Bauch. Denn je voller der Magen, desto schwerer wird der Sport. Das Gleiche gilt jedoch auch für Sport mit Hunger: wer hungrig trainiert, bringt seine Leistung nicht. Hier muss jeder seinen persönlichen Weg finden, gut gesättigt, aber ohne vollen Bauch ins Training einzusteigen. Als grober Richtwert gilt: 1 bis 2 Stunden vor dem Training nichts mehr essen. Nur, wenn man 30 Minuten vorher einen Bärenhunger bekommt, dann sind die besten Richtwerte Makulatur, dann will der Körper Nahrung – und dem sollte man nachkommen.

«Recharge Yourself!» Welche Lebensmittel eignen sich, um die Regeneration zu unterstützen?

Es gibt keine speziellen Lebensmittel, die gezielt die Regeneration fördern. Leere Kohlenhydratspeicher füllt man am besten mit entsprechenden Sättigungsbeilagen wie Kartoffeln, Pasta, Reis oder mit Brot. Für die holistische, also ganzheitliche Regeneration von Körper und Geist sind Mahlzeiten förderlich, die einem sehr gut schmecken und deren Genuss unser Körper mit tiefem Wohlgefühl belohnt. Jedes Essen, das gute Gefühle liefert und zur Entspannung beiträgt, ist empfehlenswert, nicht nur zur Regeneration. «Gesundes Pflicht-Essen» hingegen, das als negativer Bestandteil des Trainings empfunden wird, ist sicher nicht leistungsfördernd.

Dauerläufer, aufgepasst: Worauf sollten Ausdauersportler beim Kauf von Gels, Riegeln und Sportgetränken achten?

Am besten darauf, an diesen überflüssigen und überteuerten Produkten vorbeizulaufen, ohne sich das Geld aus der Tasche ziehen zu lassen. Spezielle «Sportlernahrung» ist eine Erfindung des Marketings, diese Produkte brauchen weder Hobbysportler noch wettkampfambitionierte Freizeitsportler.

Kann man Gels, Riegel und Sportgetränke auch selbst herstellen und wenn ja, aus welchen Lebensmitteln?

Der Ausdauersportler braucht schnell verfügbare Kohlenhydrate und Flüssigkeit – im Prinzip, ganz einfach formuliert: banales Zuckerwasser. Ob das nun eingedickt als Gel verzehrt wird oder als Schorle oder als Riegel oder Tabs, jeder sollte da selbst probieren, was besser schmeckt und gut bekommt. Den Klassiker unter den «Sportgetränken» kann sich jeder selbst herstellen: seinen Lieblingssaft mit Wasser mischen – ob «halbe-halbe» oder «ein Drittel/zwei Drittel», das ist wie meist in der Ernährungswissenschaft eine Glaubensfrage, ergo: ausprobieren. Wer's gerne etwas technischer mag: Fruktose und Maltodextrin mit stillem Mineralwasser mischen; die gelige Konsistenz bestimmen Sie durch das Mischungsverhältnis. Als «selbstgemachten Sportlerriegel» packen Sie einfach eine Banane und Traubenzucker ein.

Ich laufe Marathon – da muss ich viel trinken, bevor der Durst kommt!

Der Mythos «Trinken, bevor der Durst kommt» ist weit verbreitet, nicht nur bei Sportlern, sondern auch im Alltag. Doch sowohl für Straßenüberquerer auf dem Weg zur Arbeit als auch für Hobbysportler gilt: Nur der Durst weiß, wann der Körper Wasser benötigt. Und das gilt gemäß einem US-Konsenspapier von 17 internationalen Wissenschaftlern auch für Profi- und Leistungssportler. «Nicht trinken, bevor der Durst kommt, sondern: auf den Durst hören – nur über den Durst wird der Flüssigkeitsbedarf auch bei extremer Beanspruchung sehr gut reguliert», so lautet der Konsens der Ärzte und Sportwissenschaftler im August 2015 im *Clinical*

Journal of Sports Medicine. Die Experten haben dieses Paper aus einem lebenswichtigen Anlass publiziert: Es kommt immer wieder vor, dass sich Sportler, speziell Marathonläufer, zu Tode trinken. Kein Witz, sondern Wasservergiftung. Das Phänomen nennt sich medizinisch «Hyponatriämie»: Die Sportler trinken zu viel Flüssigkeit, aber nehmen zu wenig Salz (Natrium) auf – die Folge sind verdünnte Blut- und Gewebesalzspiegel. Und diese Kombination «zu viel Wasser – zu wenig Salz», verursacht durch übermäßiges Trinken, führt zu Schwindel, Benommenheit über Kopfschmerzen bis hin zu Ohnmacht oder gar dem Tod (2015 starb ein Brite nach dem Frankfurt-Ironman an einem Hirnödem aufgrund Hyponatriämie). Für die Konsens-Experten fördert der weit verbreitete Irrglauben, man müsse unbedingt trinken, bevor der Durst kommt, diesen gefährlichen Wasser-Überkonsum. Sie betonen daher die entscheidende Rolle des Durstes und weisen explizit darauf hin, dass kein gesunder Sportler, der seinem Durst vertraue, eine relevante Dehydrierung (Wassermangel) erleide.

FAZIT Gerade Sportler werden gerne bevorzugt von gesunden Ernährungsideologien «penetriert» – jedoch gilt auch hier: Alle Ernährungstipps für «mehr Leistung und Ausdauer» sind nicht mehr als heiße Luft, denn: es gibt für keinen Ratschlag auch nur einen einzigen wissenschaftlichen Beweis. Sportler: Esst, was *ihr* wollt!

Special 3:
Ernährung in den Wechseljahren

Um nicht allzu viel Grundlegendes zu wiederholen, machen wir es bei den vielen Mythen und gut gemeinten Ratschlägen zur «richtigen Ernährung in den Wechseljahren» kurz und schmerzlos: Es gibt keinen, noch nicht einmal einen einzigen wissenschaftlich bewiesenen Ratschlag, welche Ernährung oder gar welche Lebensmittel für Frauen im Klimakterium besser oder schlechter, gesünder oder ungesünder sind. Auch hier gilt: Klimakterianerinnen, höret auf euren Körper! Denn gerade in dieser hochsensiblen Phase, in der viele Frauen ihren Körper oftmals neu kennenlernen und sozusagen einen «hormonellen Reboot» im wahrsten Sinn erleben, ist eine hohe Selbstreflexivität und gesteigerte Achtsamkeit den «neuen Vorgängen im Ich» gegenüber essenziell. Und das gilt natürlich auch beim Essen: «Was tut mir gut, was mag mein Körper, was mag er nicht, was esse und trinke ich beispielsweise gerne bei Hitzewallungen?» Diese Fragen kann nur frau selbst beantworten. Da bedarf es keinerlei Ernährungsideologen, die oftmals gerne selbstverliebt Märchen erzählen im Tenor von «Gerade jetzt im Spätsommer des Lebens ist eine ausgewogene Vollwert-Ernährung besonders wichtig». Amen.

Hitzewallung?
Keine Angst vor «viel scharf»!

Ein grundlegender und weit verbreiteter Irrtum soll an dieser Stelle aber klargestellt werden, da besonders Frauen mit starken Hitzewallungen oftmals eindringlich vor scharfen

Speisen und Chili gewarnt werden: Scharf zu essen führt **nicht** zu weiterer Hitzeentwicklung, sondern bewirkt genau das Gegenteil: Scharfes Essen führt zu einer Abkühlung des Körpers. Die Physiologie dahinter: Der Chili-Wirkstoff Capsaicin induziert (veranlasst) eine verstärkte Wärmeabgabe des Körpers an die Umgebung – die Poren öffnen sich, Hitze wird abgegeben, wir schwitzen, und zwar manchmal so stark, dass es nicht nur von Stirn und Wangen tropft. Zur besseren Verdeutlichung: Denken Sie nur mal an die zahlreichen asiatischen Kulturen, in denen es fast immer heiß und oft brutal heiß ist: diese Menschen essen traditionell so scharf, dass manchem von uns die Tränen in die Augen schießen. Wenn das die Menschen bei 35 Grad und mehr im Schatten noch weiter aufheizen würde, hätte sich diese Tradition sicher nicht durchgesetzt (allen desinfizierenden Eigenschaften der Schärfe zum Trotz), oder? Übrigens: Eine chinesische Beobachtungsstudie mit über 500 000 Teilnehmer ergab Mitte 2015: Wer am meisten scharf ist, lebt am längsten ...

Älter = dicker

Und auf noch etwas sei an dieser Stelle hingewiesen: Nicht nur die meisten Männer werden in der Regel zwischen 40 und 60 dicker und schwerer – auch viele Frauen werden nach der Regel runder. Das liegt ganz einfach und im wahrsten Sinn an der Natur der Dinge, sprich: Die hormonelle Neujustierung bringt auch gerne mal eine ungewollte Umverteilung und Neuanlage fetter Kilos mit sich. Dass frau dann auf keinen Fall mit einer Diät entgegenwirken sollte, versteht sich von selbst (s. a. S. 101 ff.). Fallen Sie nicht auf

Diätgurus rein! Denn: den Kampf gegen ihre biologische Natur kann man und frau nicht gewinnen.

 FAZIT Frauen in den Wechseljahren werden aufgrund ihrer Probleme gerne mit Ernährungstipps überhäuft. Aber auch in dieser speziellen Phase gilt: Nur der Klimakteriums-Körper weiß, was gut für ihn ist. Darum sollte frau die Ratschläger links liegenlassen und nur auf den eigenen Körper vertrauen.

Weiche, Angst, von meinem Teller!

Wenn Sie auf dieser Seite angekommen sind, sinnieren Sie doch einmal kurz: Was dachten Sie über Ernährungswahn und die Angst vorm Essen, bevor Sie dieses Buch gelesen haben? Und was denken Sie jetzt?

Nach der Lektüre sollte klar sein, dass der grassierende Ernährungswahn nichts mit Wissenschaft zu tun hat und in keiner Weise auf fundierten Erkenntnissen basiert. Es gibt keinen einzigen Beweis, dass irgendeine Ernährung gesünder oder ungesünder ist, geschweige denn existieren entsprechende Belege für einzelne Lebensmittel oder gar Inhaltsstoffe. Das Fazit kann also nur lauten: Keiner muss und niemand sollte Angst vorm Essen haben. Ganz im Gegenteil: Erfreuen Sie sich an dem reichhaltigen Angebot, aus dem wir derzeit schöpfen können, und respektieren Sie die vielfältigen Lebensmittel als die kulinarische Grundlage, die uns ein Leben ohne Hunger und Mangel ermöglicht. Denn das war nicht immer so.

Der Wahnwitz rund um das «einzig richtige Essen» einerseits und die Angst vor dem «falschen Essen» andererseits sind nicht mehr als frei erfundener Hokuspokus, der Menschen auf der Suche nach Glaube, Halt, Orientierung und Persönlichkeitsfindung als Eckpfeiler eines komplexen Lebens dient. Davon profitieren Lobbyverbände und Ernährungsgurus, die alle nur erdenklichen Produkte für die jeweilige Spezialernährung verkaufen: Bücher, Lebensmittel, Filme, Gerätschaften, Mitgliedschaften, Zeitschriften, Messen – einfach alles, was man braucht, um dazuzugehören. In dem Maße, wie ich an die «Kraft meiner Spezialernährung» glaube, mich an deren Regeln halte, zu deren kulinarischer Diaspora dazugehöre und mich mit meinen Mitstreitern gegen das «Essen der anderen» verschwöre, in dem Maße erfüllt mich das Essen mit einer neuen Identität und verschärft die Profilierung meiner selbst. Das kann bis zu einer pseudoreligiösen Vergötterung des Essens führen, die keine anderen «Götter» (Ernährungsformen) neben sich duldet.

In einer im wahrsten Sinne des Wortes abgesättigten Gesellschaft erscheint diese externe, meist moralinsaure, ideologisch-ethische Aufladung des elementarsten Grundbedürfnisses «Essen» wie ein paradoxer Luxus der Wohlstandsgesellschaft: je mehr wir haben, je besser es uns geht, auf desto mehr wollen wir verzichten, um «glücklich und gesund» zu essen. Die eine Milliarde Menschen auf Erden, die noch immer hungern, würden sich vor Unglauben und Verwunderung die Augen reiben, wenn sie diese «kulinarischen Glaubenskriege» in Schlaraffia Germania miterleben müssten – und das zu Recht.

FAZIT Verjagen Sie die Angst vorm Essen vom Teller! Angst hat zu Tisch nichts zu suchen. Genießen Sie Ihr Essen, wie es Ihnen schmeckt. Und überlassen Sie den Ernährungswahn denen, die ihn als Orientierungshilfe im Leben brauchen. Guten Hunger!

Quellenhinweis

Dieses Buch beschreibt den gegenwärtigen Stand der Ernährungsforschung Ende 2015. Damit auch Leser ohne Fachausbildung an diesem Wissen teilhaben können, ist der Inhalt grundsätzlich populärwissenschaftlich gehalten. Nichtsdestotrotz ist die Aktualität dieses Buches dadurch gesichert, dass weit mehr als **1000 neue Studienergebnisse** aus den Jahren **2007 bis 2015** berücksichtigt wurden. Im Sinne einer höheren Lesefreundlichkeit und eines schlankeren Umfangs wurde auf Fußnoten und auf die komplette Auflistung aller konkreten Quellen verzichtet. Sie finden im Buch zahlreiche Nennungen der Institutionen, die die Studien durchgeführt haben, und/oder Nennungen der Journale, in denen die Studien publiziert wurden. Selbstverständlich liegen dem Autor sowohl die in diesem Buch aufgeführten Studienergebnisse als auch Berichte mit Aussagen der zitierten Experten vor (das jeweilige Medium ist beim Zitat bereits aufgeführt). Wenn Sie an der genauen Bezeichnung der in diesem Buch aufgeführten Studien interessiert sind, senden Sie Ihre Anfrage inklusive exakter Angabe von Textstelle und Seitenzahl bitte über das Kontaktformular der Website *www.echte-esser.de* – Sie erhalten schnellstmöglich Antwort.

An dieser Stelle sei nochmals darauf hingewiesen: In diesem Buch erfolgt keine wissenschaftliche Beweisführung, um mit einer Studie eine andere zu widerlegen und Ihnen «neue Wahrheiten» aufzutischen. Denn Sie wissen ja: Zu jeder Studie findet sich alsbald eine Gegenstudie – und das ökotrophologische Universalcredo lautet: Nichts Genaues weiß man nicht. Die Darstellung zahlreicher in den Medien veröffentlichter Studienergebnisse hat nur ein Ziel: Sie sollen zum unabhängigen Nachdenken und kritischen Hinterfragen angeregt werden, um anschließend – als mündiger Essbürger mit eigener Meinung – selbst zu entscheiden, was Sie persönlich zur gesunden Ernährung glauben oder eben nicht.

Otto von Bismarck bringt das Leseziel auf den Punkt: «Leisten wir uns den Luxus, eine eigene Meinung zu haben.»

*Gewidmet Rolf Grunewald,
der meinen kulinarischen Horizont
um weiße Höhlenspinnen und um so manch'
gastrosophische Eigenart der deutschen
Nachkriegsjahre erweiterte.*

Nicole Jäger
Die Fettlöserin

Eine Anatomie des Abnehmens

«Der Spiegel sagte, ich sei fett. Die Waage sagte: Bitte nicht in Gruppen aufsteigen! Mein Umfeld sagte schon lange nichts mehr. Im Krankenhaus sagte man mir, mein Gewicht läge bei weit über 340 Kilogramm. Dreihundert WAS? Das konnte einfach nicht sein. Ich kaufte mir also Waagen. Zwei. Denn eine allein, selbst wenn sie bis 250 Kilo ging, zeigte mein Gewicht nicht an. Einen Heulkrampf später stellte ich mich darauf, einen Fuß auf jeder Waage. Es reichte nicht. Also begann ich, Kleinigkeiten zu verändern. Gute acht Monate später gab es endlich eine Zahl. Und was für eine: 315 Kilogramm! Seit diesem Tag habe ich über 160 Kilo abgenommen und bin noch lange nicht am Ziel – und erst recht nicht am Ende. Es geht eben doch! Und das will ich zeigen: ohne Operationen, ohne zu hungern, ohne dauerhaften Verzicht, ohne Pillen, dafür aber mit Sport, Ernährung, Wissen, Aufklärung, viel, viel Ehrlichkeit und vor allem einem Augenzwinkern. Ich bin die Fettlöserin. Und wenn ich es kann, dann kann es jeder.»

288 Seiten

Weitere Informationen finden Sie unter www.rowohlt.de

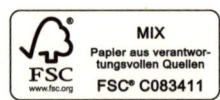

Das für dieses Buch verwendete Papier ist FSC®-zertifiziert.